AF320555

Faten Madi
Yousef Fahajan

Conhecimentos e atitudes dos enfermeiros sobre os medicamentos para a amamentação

Faten Madi
Yousef Fahajan

Conhecimentos e atitudes dos enfermeiros sobre os medicamentos para a amamentação

ScienciaScripts

Imprint

Any brand names and product names mentioned in this book are subject to trademark, brand or patent protection and are trademarks or registered trademarks of their respective holders. The use of brand names, product names, common names, trade names, product descriptions etc. even without a particular marking in this work is in no way to be construed to mean that such names may be regarded as unrestricted in respect of trademark and brand protection legislation and could thus be used by anyone.

Cover image: www.ingimage.com

This book is a translation from the original published under ISBN 978-620-8-17126-1.

Publisher:
Sciencia Scripts
is a trademark of
Dodo Books Indian Ocean Ltd. and OmniScriptum S.R.L publishing group

120 High Road, East Finchley, London, N2 9ED, United Kingdom
Str. Armeneasca 28/1, office 1, Chisinau MD-2012, Republic of Moldova, Europe
Printed at: see last page
ISBN: 978-3-330-33141-9

Copyright © Faten Madi, Yousef Fahajan
Copyright © 2024 Dodo Books Indian Ocean Ltd. and OmniScriptum S.R.L publishing group

Conteúdo

Agradecimentos

Em primeiro lugar, Alá ajuda-me a concluir este estudo e concede-me a capacidade de estudar, de escrever, de ler, de ver e de pensar. Estou mesmo muito grato ao meu Deus.

Tenho o prazer de expressar os meus agradecimentos especiais ao meu supervisor. Dr. Ahmed Najim, pelas suas valiosas sugestões, comentários e críticas construtivas desde o início até ao fim deste estudo.

Os meus agradecimentos especiais vão também para o comando da Universidade Al-Quds - Decanato de Estudos de Pós-Graduação, pela sua grande cooperação e apoio.

Não esqueço a cooperação e a contribuição de todos os enfermeiros e membros do pessoal do centro de cuidados de saúde primários.

Agradeço sinceramente e amo profundamente a minha família e o meu marido, não só pelo seu apoio moral, financeiro e material, mas também porque são tudo para mim.

Faten Ziad Madi
outubro de 2018

Resumo

Muitas mulheres que amamentam precisam de tomar medicamentos, especialmente os de venda livre, e a sua utilização segura depende dos conselhos dados pelos enfermeiros. Este estudo teve como objetivo avaliar os conhecimentos e as atitudes dos enfermeiros em relação aos medicamentos que afectam a amamentação em clínicas governamentais de cuidados de saúde primários (CSP) na Faixa de Gaza.

Para atingir os objectivos da investigação, foi utilizado um questionário destinado às enfermeiras que trabalham nos cuidados de saúde primários governamentais em todas as 24 clínicas administradas pelo Ministério da Saúde (MOH) na Faixa de Gaza.

A amostra do estudo foi aleatória e consistiu em 150 enfermeiros que trabalham atualmente em PHC governamentais na Faixa de Gaza.

O pesquisador utilizou um desenho quantitativo, descritivo e analítico de corte transversal neste estudo e a coleta de dados ocorreu de abril a junho de 2018. A análise dos dados incluiu frequências, médias, percentagem, teste T e ANOVA unidirecional.

Os resultados indicaram que metade dos enfermeiros que participaram no estudo tinham idades compreendidas entre os 31 e os 40 anos, menos de metade possuía o grau de bacharelato e mais de metade tinha uma experiência entre 11 e 20 anos. Os resultados mostraram que mais de um terço dos enfermeiros tinha conhecimentos sobre os medicamentos que afectam a amamentação e que três quartos dos enfermeiros tinham atitudes positivas em relação aos medicamentos que afectam a amamentação.

Em conclusão, o estudo levantou a necessidade de fornecer protocolos e dar muitos cursos no seu trabalho sobre os medicamentos que afectam a amamentação nestas clínicas, a fim de apoiar estes enfermeiros.

Capítulo 1

Introdução

1.1 Antecedentes

A Organização Mundial de Saúde (OMS) recomenda o aleitamento materno como principal fonte de alimento para os bebés durante os primeiros seis meses e incentiva as mães a considerarem o aleitamento materno como a única fonte de alimentação. Entre os seis meses e os dois anos de idade, recomenda-se que as mães possam utilizar outras fontes suplementares (como água, outros líquidos ou alimentos sólidos para bebés) para alimentar os seus bebés juntamente com o aleitamento materno (OMS, 2013). O Centers for Disease Control and Prevention (2012) afirma que uma das medidas preventivas mais eficazes que uma mãe pode tomar para salvaguardar a saúde do seu bebé é amamentar. Existe uma grande variação na prática do aleitamento materno exclusivo nos países em desenvolvimento, por exemplo, no Brasil 58% (Wenzel, et al., 2010). De acordo com o Banco Mundial (2014), a coleção de indicadores de desenvolvimento, compilada a partir de fontes oficialmente reconhecidas no Egito, foi relatada em 39,7%, na Jordânia em 22,7%, no Sudão em 55,4% e na Cisjordânia e Gaza foi relatada em 38,6% dos bebés que foram exclusivamente amamentados durante os primeiros seis meses. Por outro lado, a utilização de medicamentos pela mãe que amamenta é uma razão comum para a interrupção do aleitamento materno. Os profissionais de saúde podem aconselhar inadequadamente a interrupção da amamentação ou evitar a ingestão de medicamentos essenciais, devido a uma abordagem desnecessariamente cautelosa (Sachs,2013).Apenas alguns medicamentos demonstraram ser absolutamente contra-indicados durante a amamentação (Berlin&van den Anker,2013).

Por conseguinte, o estudo proposto terá lugar como um passo inicial na Faixa de Gaza para obter o papel dos enfermeiros na promoção, apoio e aconselhamento da utilização de medicação durante a amamentação e para descobrir que a intervenção adequada dos enfermeiros pode resultar num maior número de mulheres orientadas para evitar a medicação durante a amamentação e para avaliar o conhecimento e a atitude dos enfermeiros em relação aos medicamentos que afectam a amamentação nas clínicas governamentais de cuidados de saúde primários na Faixa de Gaza.

1.2 Problema de investigação

O leite materno tem benefícios; as mães têm de ser cautelosas, pois o que consomem pode ser transmitido ao bebé através do leite materno. Recomenda-se que as mulheres evitem completamente o uso de qualquer tipo de drogas durante a amamentação para a saúde dos seus bebés. É importante que as mães que amamentam conheçam os factos sobre as drogas e a amamentação.

Por conseguinte, o investigador está interessado em promover a sensibilização para os conhecimentos e atitudes dos enfermeiros relativamente aos medicamentos que afectam a amamentação nas clínicas da Faixa de Gaza.

1.3 Justificação

Apesar de todos os esforços e programas preventivos da Agência das Nações Unidas de Assistência aos Refugiados da Palestina (UNRWA) e do Ministério da Saúde (Moh) para incentivar o aleitamento materno, ainda há uma grande falta de programas que demonstrem os conhecimentos e as atitudes dos enfermeiros em relação aos medicamentos que afectam o problema de saúde do aleitamento materno.

As clínicas de cuidados de saúde primários são a primeira linha de tratamento dos doentes, onde cerca de setenta e cinco a oitenta e cinco por cento da população procura anualmente os cuidados de saúde primários. Prestam os serviços iniciais e a maioria dos serviços de cuidados de saúde de uma pessoa ou população (Leiyu Shi, 2012).

Os estudos sobre esta questão são limitados porque não existem estudos anteriores publicados sobre o conhecimento e a atitude dos enfermeiros em relação aos medicamentos que afectam o aleitamento materno em clínicas governamentais de cuidados de saúde primários. Assim, o objetivo deste estudo é avaliar os conhecimentos e as atitudes dos enfermeiros em relação aos medicamentos que afectam o aleitamento materno em clínicas governamentais de cuidados de saúde primários na Faixa de Gaza. Isto será benéfico para as mulheres que amamentam e para a equipa de cuidados de saúde, bem como para os seus bebés.

1.4 Objectivos

1.4.1 Objetivo geral

Avaliar os conhecimentos e as atitudes dos enfermeiros relativamente aos medicamentos que afectam o aleitamento materno em clínicas governamentais de cuidados de saúde primários na Faixa de Gaza.

1.4.2 Objectivos específicos

1. Avaliar o nível de conhecimentos dos enfermeiros sobre os medicamentos que afectam o aleitamento materno.

2. Identificar as atitudes dos enfermeiros em relação aos medicamentos que afectam o aleitamento materno.

3. Identificar a relação entre os conhecimentos e a atitude dos enfermeiros relativamente aos medicamentos que afectam o aleitamento materno e as caraterísticas sócio-demográficas.

4. Identificar a equação de regressão para a utilização do conhecimento na percentagem de atitudes de predicado.

5. Sugerir recomendações aos decisores políticos para conseguir um aleitamento materno ótimo.

1.5 Questões de investigação

1. Qual é o nível de conhecimentos dos enfermeiros sobre os medicamentos que afectam o aleitamento materno?

2. Qual é a fonte de informação dos enfermeiros sobre os medicamentos que afectam o aleitamento materno?

3. Estarão as atitudes dos enfermeiros relacionadas com os medicamentos que afectam o aleitamento materno e com factores sócio-demográficos?

4. Existem diferenças nos conhecimentos e atitudes dos enfermeiros relativamente aos medicamentos que afectam o aleitamento materno e às caraterísticas sócio-

demográficas?

1.6 Definição operacional das variáveis

1.6.1 Conhecimentos

Familiaridade, consciência ou compreensão dos medicamentos que afectam o aleitamento materno, adquirida através da experiência ou da educação.

1.6.2 Atitude

Uma predisposição ou tendência para reagir positiva ou negativamente a uma determinada ideia/situação (em relação a Medicamentos que afectam a amamentação).

1.6.3 Enfermeiro

Quem se formou num programa de enfermagem e cumpriu os requisitos definidos pelo país da Palestina para trabalhar em clínicas governamentais.

1.6.4 Medicamentos

Qualquer substância (com exceção dos alimentos que fornecem apoio nutricional) que, quando inalada, injectada, fumada, consumida, absorvida.

1.6.5 Aleitamento materno

O consumo de leite humano por um bebé sem qualquer tipo de suplemento (nem água, nem sumo, nem leite não humano, nem alimentos), exceto vitaminas, minerais e medicamentos.

1.6.6 O Centro de Saúde Primário (CSP)

Trata-se de uma unidade estrutural e funcional do Ministério da Saúde palestiniano, que presta serviços de cuidados de saúde primários em três níveis, nomeadamente II, III e IV.

1.7 Definição teórica das variáveis

1.7.1 Conhecimentos

É uma familiaridade, consciência ou compreensão de alguém ou de alguma coisa, como factos, informações, descrições ou competências, que se adquire através da experiência ou da educação, percebendo, descobrindo ou aprendendo. O conhecimento pode referir-se a uma compreensão teórica ou prática de um assunto. Pode ser implícito (como a capacidade prática ou a perícia) ou explícito (como a compreensão teórica de um assunto); pode ser mais ou menos formal ou sistemático. (Dicionário Oxford, 2010).

1.7.2 Atitude

É uma construção hipotética que representa o grau de gosto ou desgosto de um indivíduo por um item? As atitudes são geralmente pontos de vista positivos ou negativos sobre uma pessoa, um lugar, uma coisa ou um acontecimento que é frequentemente designado por objeto da atitude. A maioria das atitudes resulta da experiência direta ou da aprendizagem observacional do ambiente (Aranson etal; 1994)

1.7.3 Enfermeiro Que se formou num curso de enfermagem e cumpriu os requisitos definidos por um país, estado, província ou organismo de licenciamento semelhante para obter uma licença de enfermagem. (Dicionário Oxford, 2012).

1.7.4 Droga É qualquer substância (com exceção dos alimentos que fornecem apoio nutricional) que, quando inalada, injectada, fumada, consumida, absorvida através de um penso na pele ou dissolvida debaixo da língua, provoca uma alteração fisiológica temporária (e muitas vezes psicológica) no organismo.(Dicionário Médico 2014)

1.7.5 Aleitamento materno É a forma normal de fornecer aos bebés os nutrientes de que necessitam para um crescimento e desenvolvimento saudáveis. Praticamente todas as mães podem amamentar, desde que disponham de informação correta e do apoio da sua família, do sistema de saúde e da sociedade em geral.(http://www.who.int/topics/breastfeeding/en/)

1.7.6 O Centro de Saúde Primário (CSP)

É a unidade estrutural e funcional de base dos serviços de saúde pública nos países em desenvolvimento. Os CSP foram criados para prestar cuidados de saúde primários acessíveis, económicos e disponíveis para as pessoas, de acordo com a Declaração de Alma Ata, 1978, pelos países membros da OMS. (Alma Ata, 1978)

1.8 Contexto do estudo

1.8.1 População palestiniana na Palestina

Em 2017, de acordo com o censo do Gabinete Central de Estatísticas da Palestina (PCBS), a população da Palestina era de 4 705 601 habitantes, dos quais 2,4 milhões eram do sexo masculino em comparação com 2,3 milhões do sexo feminino, enquanto a Cisjordânia tinha 2,8 milhões de habitantes, 60,1% em comparação com 1,38 milhões do sexo feminino, enquanto a população da Faixa de Gaza era de 1,87 milhões, 39,9% da população total da Palestina, dos quais cerca de 950 mil eram do sexo feminino.

1.8.1.1 Faixa de Gaza

A Faixa de Gaza é um pedaço de terra estreito situado na costa oriental do Mar Mediterrâneo. Faz fronteira com o Egito a sul e com o Mar Mediterrâneo a oeste e com Israel a leste e a norte. A sua posição na encruzilhada dos continentes africano e asiático, devido à sua localização, tornou-a alvo de ocupantes e conquistadores ao longo dos séculos. O último deles foi Israel, que ocupou a FGS em 1967. A Faixa de Gaza é um local muito povoado, com uma área de 365 Km2 e constitui apenas 1,3% da área total do território palestiniano. No ano de 2016, a população total da Gaza era de 2 milhões de habitantes, concentrados principalmente nas cidades, numa pequena aldeia e em oito campos de refugiados que contêm dois terços da população da Gaza (PCBS, 2016).

1.8.1.2 Demografia da Palestina

A Palestina ocupa uma área de 27 000 quilómetros quadrados (Km^2), que se estende desde Ras Al-Nakoura, a norte, até Rafah, a sul (Anexo 1). A população está concentrada principalmente nas cidades, pequenas aldeias e oito campos de refugiados que contêm dois terços da população da Faixa de Gaza. Na Faixa de Gaza, a densidade populacional está estimada em cerca de 4.100 habitantes/km2. É constituída por cinco províncias: Gaza Norte, Gaza, Zona Média, Khan Younis e Rafah (PCBS, 2016).

41,1 da população do Estado da Palestina era constituída por refugiados, cerca de 1,9 milhões de refugiados na Cisjordânia e na Faixa de Gaza. Na GS, a densidade populacional nos campos de refugiados é uma das mais elevadas do mundo. (PCBS, 2017).

Em 2017, o Gabinete Central de Estatísticas da Palestina (PCBS), a distribuição da população por sexo mostra que 50,9% da população é masculina e 49,1% é feminina. A sociedade palestiniana continua a ser uma sociedade jovem, a população com idade inferior a 15 anos representava 38,6% da população total da Palestina, 36,5% na Cisjordânia e 41,7 na Faixa de Gaza.

Os indivíduos com 65 anos ou mais eram 3,2%, com uma diferença entre a Cisjordânia e a Faixa de Gaza, 3,5% na Cisjordânia e 2,8% na Faixa de Gaza.

1.8.2 Ministério da Saúde

1.8.2.1 Sistema de saúde palestiniano

Cuidados de saúde primários Desde que o Ministério da Saúde assumiu as suas responsabilidades no final de 1994, o Ministério tem sublinhado a importância da aplicação dos princípios dos cuidados de saúde primários (CSP). Os cuidados de saúde primários são prestados por vários prestadores de serviços de saúde, incluindo o Ministério da Saúde, organizações não governamentais, a Agência das Nações Unidas de Assistência aos Refugiados da Palestina (UNRWA) e serviços médicos militares. Os centros do Ministério da Saúde constituem 62,7% do total de centros que trabalham no domínio dos cuidados de saúde primários na Palestina. (Relatório anual do Ministério da Saúde de 2017).

1.8.2.2 Serviços de cuidados de saúde primários na Palestina

O sistema de cuidados de saúde primários (CSP) é uma componente importante do sistema de saúde palestiniano; este sistema tem prestado cuidados de saúde a toda a população palestiniana, especialmente às crianças e a outros grupos vulneráveis. Os centros de cuidados de saúde primários na Palestina prestam serviços de cuidados de saúde primários e secundários, bem como serviços terciários.

O Ministério da Saúde trabalha com outros sectores da saúde na prestação de serviços de saúde primários, principalmente com a UNRWA e o sector das ONG. Em 2017, existiam 743 centros de cuidados de saúde primários na Palestina (147 centros em Gaza e 583 centros na Cisjordânia). A classificação dos CSP segundo os prestadores mostra que o Ministério da Saúde é considerado o principal prestador, com 62,7% do total de centros de CSP, seguido das ONG, com 25,8%, e da UNRWA, com 8,1%. Vale a pena mencionar que o sector privado desempenha um papel importante na prestação de serviços de cuidados de saúde à população palestiniana, mas a informação sobre estes centros é limitada. O rácio médio de pessoas por centro era de 5.984 (11.725 na Faixa de Gaza e 4.408 na Cisjordânia). O número de centros de cuidados de saúde aumentou de 454 em 1994 para 743 em 2017, com um aumento de 63,7% desde 1994 (MOH, 2017)

1.8.2.3 Classificação dos CSP

A classificação dos CSP de acordo com o nível dos centros mostrou que 30 centros são classificados como nível II, 19 centros como nível III e 7 como nível IV. Em geral, há 6 centros que trabalham 3 turnos (24 horas), 12 centros que trabalham 2 turnos e 38 centros que trabalham apenas um turno, um dos quais tem uma unidade de parto na Cidade de Gaza. Os centros PHC prestam serviços de cuidados de saúde especiais em diferentes aspectos; 42 centros prestam serviços de imunização e cuidados pré-natais e de planeamento familiar, para além de 107 clínicas especializadas e 30 clínicas dentárias e orais. Cerca de 35 centros têm laboratórios e 13 centros têm unidades de raio X.

O relatório anual da Direção-Geral dos Cuidados de Saúde Primários relativo ao ano de 2009 indica que os serviços de saúde receberam 2.642.907 casos. O número mais elevado registou-se na província de Gaza, com 38%, seguida da província de Khanyounis, com 20%, da província de Gaza Norte, com 18%, da zona média, com 15%, e de Rafah, com 10%. O relatório refere que o número de visitantes das clínicas especializadas ascendeu a 180 012; o maior número registou-se no centro de Sourani, com 44 017, e o centro de saúde de Alsalam foi o que teve menos clientes, com 350 ao longo do ano. (GAPHC,2009)

Capítulo 2

Quadro concetual e revisão da literatura

2.1 Quadro concetual

A primeira categoria inclui as caraterísticas sócio-demográficas, que serão medidas pelo feedback dos enfermeiros no questionário. Este domínio pode discutir muitas variáveis que afectam os conhecimentos e as atitudes dos enfermeiros em relação aos medicamentos que afectam o aleitamento materno, tais como a idade, o endereço da clínica, as qualificações e a experiência.

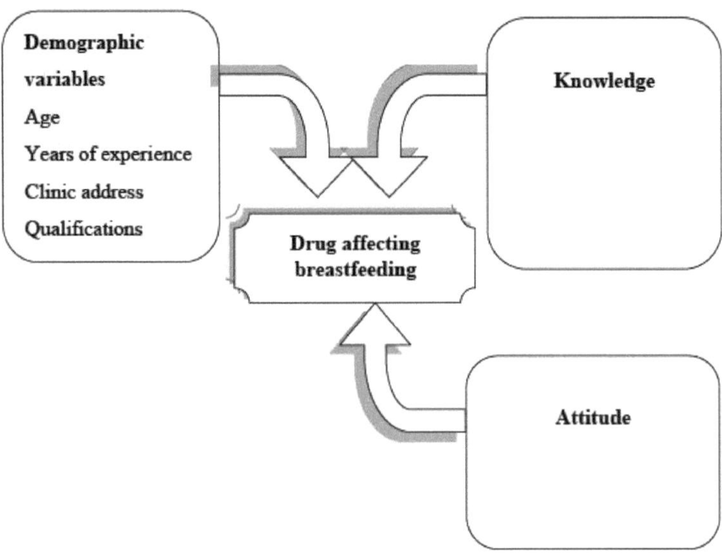

Variáveis demográficas

Idade Anos de experiência Endereço da clínica Qualificações

Medicamentos que afectam a amamentação

Conhecimento

Atitude

Figura (2-1): A relação entre o conhecimento e a atitude dos enfermeiros, com diferentes factores sócio-demográficos **(modelo de auto-desenvolvimento).**

2.2 Introdução

Os enfermeiros desempenham um papel importante no sistema de saúde, prestando e auxiliando na prestação de cuidados de saúde de nível primário, secundário e terciário. Normalmente, o seu trabalho é exigente em termos de educação para a saúde e de aconselhamento. Os enfermeiros aconselham frequentemente as mães a evitarem qualquer dano para elas e para as crianças.

Quase todos os medicamentos tomados por uma mãe que amamenta entrarão no leite até um certo grau. A maioria encontra-se em doses tão baixas no leite materno que não tem relevância clínica para o bebé.(Della,2006) A alimentação com leite artificial está associada a uma maior morbilidade e mortalidade em todos os grupos socioeconómicos.(Koren,2009)

A concentração do fármaco no leite materno está diretamente relacionada com a quantidade da dose, a duração do consumo do fármaco, a frequência diária da amamentação e o estado de saúde da mãe (Friguls et al., 2010).

A incerteza e o medo devido à falta de informação sobre os medicamentos, os fármacos transferidos para o bebé através do leite materno podem suspender a amamentação e provocar o uso irregular e insuficiente de medicamentos pela mãe. O uso de drogas pela mãe durante a amamentação pode causar uso irregular e insuficiente de medicamentos. No momento em que mais precisa do leite materno, o bebé fica privado dos nutrientes e do potencial emocional do leite (Eren et al., 2013).

Ao decidir utilizar o medicamento, para além dos efeitos do medicamento no crescimento do bebé amamentado, devem ser avaliados os riscos sem medicação para as condições de saúde da mãe e do bebé. Por conseguinte, é importante informar corretamente as mães que amamentam sobre os riscos da terapêutica medicamentosa e a necessidade de amamentar (Amir, 2010).

2.3 Amamentação

O aleitamento materno não só beneficia os bebés e as mães, como também tem benefícios socioeconómicos para a família, os empregadores, o sistema de saúde e a nação (AAP, 2012). A amamentação é menos dispendiosa do que a compra de fórmulas infantis. Os benefícios de uma saúde melhorada pela amamentação podem potencialmente reduzir o número de visitas relacionadas a doenças às unidades de saúde e, assim, reduzir os custos médicos. Uma análise de custos pediátricos revelou que, se 90% das famílias norte-americanas pudessem aderir às recomendações médicas para amamentar exclusivamente durante 6 meses, os Estados Unidos poupariam 13 mil milhões de dólares por ano e evitariam um excesso de 911 mortes, quase todas de bebés (Bartick & Reinhold, 2010).

2.3.1 Vantagens do aleitamento materno

Os estudos demonstraram a importância emocional e psicológica, bem como os efeitos de ligação do aleitamento materno, tanto para a mãe como para a criança. Por exemplo, Dermer (2001) afirma que o aleitamento materno ajuda a criar uma ligação muito importante com a mãe e o bebé, tanto física como emocionalmente. O contacto pele a pele entre a mãe e o bebé é especial, algo que as mães nunca tinham experimentado antes. Dermer (2001) afirmou que "segurar um bebé nos braços e olhar para os seus olhos enquanto ele se alimenta, sabendo que lhe está a dar tudo o que ele precisa para se desenvolver e crescer, fará com que os seus instintos maternais protectores venham à superfície".

O aleitamento materno também melhora o desenvolvimento cognitivo, linguístico e motor da criança (Oddy et al. (2009).

Apesar dos muitos benefícios possíveis da amamentação para as mães, esta também pode colidir com outros objectivos das mulheres, como ter uma carreira a tempo inteiro. Pode ser problemático para as mulheres com determinadas condições físicas ou de saúde. Pode também estar associado ao estigma social em algumas sociedades.

Além disso, muitas mulheres têm dificuldade em amamentar devido a constrangimentos laborais ou a dores físicas (Holbrook et al. 2012).

2.4 História e importância do aleitamento materno

Os bebés são amamentados desde o início da humanidade. As mães e as amas de leite amamentaram os bebés durante centenas de milhares de anos. Só a partir do século XX é que se tornaram disponíveis alternativas razoáveis ao aleitamento materno, como as fórmulas. Estas fórmulas funcionavam tão bem que as mulheres começaram a usá-las em vez de amamentar. Os fabricantes promoveram as fórmulas para bebés e sugeriram que a utilização de fórmulas para bebés era a melhor e mais moderna forma de alimentar os bebés. Em 1950, mais de metade dos bebés nos Estados Unidos da América (EUA) eram alimentados com alguma forma de fórmula para bebés.

Na década de 1970, anos de investigação validaram que o leite materno é a melhor fonte de nutrição para os bebés, contendo elementos únicos que não se encontram em nenhuma fórmula para bebés. A AAP (2005) afirmou que o leite humano é específico de cada espécie e que todas as preparações de alimentos substitutos diferem marcadamente dele, o que torna o leite humano superior para a alimentação dos bebés.

Uma extensa pesquisa sobre a biologia do leite humano e sobre os resultados de saúde associados à amamentação estabeleceu que o aleitamento materno é mais benéfico do que a alimentação com fórmula (U.S. Department of Health & Human Services, 2010).

2.4.1 Barreiras ao aleitamento materno e factores que influenciam o aleitamento materno

Os esforços nacionais para promover o aleitamento materno têm sido bem-sucedidos no aumento das taxas de início do aleitamento materno. Apesar do aumento da incidência do início do aleitamento materno, menos de um terço dos bebés estão a ser amamentados para além dos 6 meses de idade (CDC, 2012), e muitos dos potenciais benefícios estão a ser perdidos. Embora as evidências demonstrem que o aleitamento materno reduz muitos riscos para a saúde das mães e das crianças, ainda existem inúmeras barreiras ao aleitamento materno...

Gilmour, Hall, McIntyre, Gillies, & Harrison (2009) referem que as mulheres que amamentam sentem a necessidade de serem educadas sobre as realidades da amamentação para se sentirem melhor preparadas para essa experiência. Para melhorar as estratégias de promoção do aleitamento materno no contexto das recentes recomendações de aleitamento materno exclusivo durante os primeiros seis meses de vida, é importante ter uma boa compreensão do conhecimento das mães sobre a atual recomendação de aleitamento materno e das suas intenções de cumprir a recomendação (Ming Wen, Baur, Rissel, Alperstein, & Simpson, 2009).

2.5 Benefícios do aleitamento materno para mães e bebés

O aleitamento materno tem benefícios a curto e a longo prazo para os bebés e para as mães.

2.5.1 Benefícios do aleitamento materno para os bebés

Os componentes do leite materno fornecem a nutrição necessária para os bebés e reforçam o sistema imunitário do bebé. Estes componentes do leite materno são mais fáceis de absorver e digerir do que as fórmulas para bebés, porque contêm factores de crescimento vivos, hormonas e enzimas que ajudam o bebé a digerir facilmente todos os benefícios de cada alimentação (The Office on Women's Health, 2012). A composição do leite materno começa como colostro e depois muda para leite maduro, o que dá à criança a nutrição adequada para o seu processo de desenvolvimento, desde o recém-nascido até ao bebé mais velho (Powe, et al.,2011). Um dos benefícios mais importantes do leite materno é que ele contém componentes vivos, como anticorpos que combatem infecções, glóbulos brancos, glóbulos vermelhos e factores antivirais (Taylor, 2013).

Nos Estados Unidos, os bebés amamentados têm taxas de mortalidade mais baixas do que os bebés que não foram amamentados (Chen & Rogan, 2004). Além disso, o aleitamento materno está associado a uma diminuição das doenças agudas, como as infecções gastrointestinais, as doenças do trato respiratório inferior e a otite média aguda (Mountford & Salcines, 2006). Além disso, nos países desenvolvidos, os investigadores descobriram que, para os bebés que não foram amamentados, o risco de morrerem de doenças infecciosas no primeiro mês é seis vezes superior ao dos bebés que foram amamentados (Chen & Rogan, 2004). Do mesmo modo, o aleitamento materno tem sido associado à diminuição do risco de infecções gastrointestinais, doenças do trato respiratório inferior e otite média aguda em bebés de países desenvolvidos (Stanley et al., 2007). No entanto, um relatório publicado pela OMS afirma que o aleitamento materno tem uma pequena associação com a prevenção da obesidade (Horta & Victora, 2013). O aleitamento materno reduziu a percentagem de obesidade na idade escolar em cerca de 20%, após a modificação de factores relacionados, tais como o peso à nascença do bebé, excesso de peso dos pais, tabagismo dos pais, factores dietéticos, atividade física e estatuto socioeconómico materno (Owen, Martin, Whincup, Smith, & Cook, 2005).

2.5.2 Benefícios do aleitamento materno para as mães

A prática da amamentação ajuda as mães a perder peso após a gravidez e estimula o útero a regressar à sua posição anterior à gravidez (The Office on Women's Health, 2012). Um estudo sobre a associação entre a duração da lactação e a incidência de diabetes tipo 2, foi realizado com dois grupos de mães no Nurses' Health Study (NHS). Para o primeiro grupo, sem história de diabetes gestacional, o risco de desenvolver diabetes tipo 2 foi reduzido em 4% por cada ano adicional de amamentação. Para o segundo grupo, com diabetes gestacional, o risco de desenvolver diabetes tipo 2 foi reduzido em 12% por cada ano adicional de amamentação (Stuebe, Rich-Edwards, Willett, Manson, & Michels, 2005). Outra vantagem da amamentação é a diminuição do risco de cancro da mama entre as mães que amamentam. De acordo com o Collaborative Group on Hormonal Factors in Breast Cancer (2002), existe uma associação entre a amamentação e o cancro da mama, e quanto mais tempo as mulheres amamentam, mais protegidas estão contra o cancro da mama.

2.6 Medicamentos

Quase todos os medicamentos passam para o leite materno em pequenas quantidades. Alguns não têm qualquer efeito no bebé e podem ser utilizados durante a amamentação (Departamento de Saúde e Serviços Humanos dos EUA, 2010). Sabe-se que muitos medicamentos suprimem significativamente a produção de leite, incluindo a pseudoefedrina, os diuréticos e os contraceptivos que contêm estrogénio. (Lawrence, 2016). A Academia Americana de Pediatria (AAP) afirma que "o consumo de tabaco pelas mães não é uma contraindicação para a amamentação (Gartner et al.,2005). Na verdade, a amamentação é especialmente recomendada para as mães que fumam, devido aos seus efeitos protectores contra a SIDS (Lawrence, 2016). No que diz respeito ao álcool, a AAP afirma que, ao amamentar, "a moderação é definitivamente aconselhada" e recomenda esperar 2 horas depois de beber antes de amamentar ou bombear (AAP, 2017). Uma revisão de 2014 concluiu que "mesmo num caso teórico de consumo excessivo de álcool, as crianças não estariam sujeitas a quantidades clinicamente relevantes de álcool [através do leite materno]", e não teria efeitos adversos nas crianças desde que o consumo seja "ocasional" (Haastru, 2014)

2.7 . Afecta a concentração de um medicamento no leite

2.7.1 Concentração plasmática materna

A difusão passiva é a principal via pela qual os fármacos entram no leite. Existe uma boa concordância entre o curso temporal da concentração de fármacos no plasma materno e a concentração de fármacos no leite. A concentração plasmática materna é também afetada pela distribuição do fármaco nos diferentes tecidos. Um elevado volume de distribuição (como no caso da sertralina) contribuirá para uma concentração plasmática materna mais baixa e para uma concentração subsequentemente mais baixa no leite.

2.7.2 Ligação às proteínas plasmáticas maternas

Hale e Rowe (2014) A transferência para o leite materno também é influenciada pelo grau de ligação do fármaco às proteínas plasmáticas maternas. O fármaco livre e não ligado difunde-se facilmente, ao passo que os fármacos altamente ligados às proteínas, como o ibuprofeno ou a varfarina (ambos com 99% de ligação às proteínas), não conseguem difundir-se em quantidades significativas A sertralina tem uma elevada ligação às proteínas (98%), pelo que, em termos globais, será minimamente transferida para o bebé amamentado. Em comparação, a venlafaxina tem uma ligação proteica muito mais baixa, pelo que uma maior quantidade do fármaco estará presente no leite.

2.7.3 Tamanho da molécula do fármaco

A maioria das moléculas de medicamentos, incluindo o álcool, a nicotina e a cafeína, são suficientemente pequenas para entrar no leite. As excepções são os medicamentos com pesos moleculares elevados, como as heparinas e a insulina.

2.7.4 Grau de ionização

Os fármacos atravessam as membranas numa forma não ionizada. O leite é geralmente ligeiramente mais ácido (pH 7,2) do que o plasma da mãe (pH 7,4), pelo que atrai bases orgânicas fracas, como a oxicodona e a codeína. (Begg et al., 2002) Estes fármacos ficam ionizados e "presos" no leite. Por outro lado, os ácidos orgânicos fracos, como a penicilina, tendem a ser ionizados e retidos no plasma materno.

2.7.5 Solubilidade lipídica

Para além da difusão passiva para a fase aquosa, os fármacos lipossolúveis, como o citalopram (Rampono et al., 2000), podem ter co-secreção por dissolução nas gotículas de gordura do leite (Ilett e Kristense, 2005). Não seria uma indicação para alterar a terapêutica se o citalopram tiver sido eficaz, mas a sonolência do bebé deve ser monitorizada. Embora o teor de gordura do leite varie consoante a idade do bebé e a fase da alimentação, é pouco provável que este facto tenha impacto na escolha da terapêutica medicamentosa.

2.7.6 Farmacogenómica materna

A compreensão crescente da influência da farmacogenómica é bem exemplificada com a codeína, que é metabolizada de forma variável em morfina pela enzima do citocromo P450 (CYP) 2D6. O fenótipo de metabolizador ultrarrápido ocorre em cerca de 10% dos europeus ocidentais e em cerca de 30% dos norte-africanos. Doses repetidas de codeína nestas mulheres produzem quantidades significativas de morfina. A transferência rápida do plasma materno para o leite pode resultar em depressão do sistema nervoso central e, potencialmente, na morte do bebé (Rampono et al., 2000). A codeína deve ser evitada durante a amamentação (Iedema ,J. 2010) e recomenda-se uma analgesia alternativa, como o paracetamol ou o ibuprofeno.

2.7.7 Medicamentos utilizados para estimular a produção de leite

A domperidona e a metoclopramida são galactogogos e têm sido utilizadas off- label para estimular a prolactina e aumentar a produção de leite. No entanto, estes fármacos não dispõem de provas elevadas de eficácia para esta indicação. (Australian Medicines Handbook, 2015) Além disso, existem preocupações quanto ao uso excessivo de domperidona, uma vez que pode ser prescrita aquando da alta de hospitais obstétricos e utilizada a longo prazo, por vezes em doses elevadas. São preferíveis abordagens não farmacológicas para aumentar a produção de leite, como o aconselhamento correto, o apoio e a amamentação mais frequente.

2.8 Conhecimento

O conhecimento é definido como a perícia e as competências adquiridas por uma pessoa através da experiência ou da educação, a compreensão teórica ou prática de um assunto, o que é conhecido num determinado domínio, factos, informações, consciência ou familiaridade adquirida pela experiência de um facto ou situação. Os debates filosóficos em geral começam com a formulação de Platão do conhecimento como "crença verdadeira justificada". No entanto, não existe atualmente uma definição única e consensual de conhecimento, nem qualquer perspetiva de uma, e continuam a existir numerosas teorias concorrentes (Durst &Wilhelm, 2012).

O conhecimento é também definido como uma crença que é verdadeira e justificada. Esta definição levou à sua medição através de métodos que se baseiam unicamente na correção das respostas (Engel, 2017). Uma resposta correta ou incorrecta é interpretada como significando simplesmente que uma pessoa sabe ou não sabe algo.

Estes métodos de medição apresentam graves deficiências que podem ser atenuadas alargando a definição de conhecimento de modo a incluir a certeza do examinando (Landauer, 2017).

2.8.1 Transferência de conhecimentos

A Transferência de Conhecimentos (um aspeto da Gestão do Conhecimento) sempre existiu, de uma forma ou de outra, através de discussões no local de trabalho com os colegas, aprendizagem e manutenção de bibliotecas de agências, formação profissional e programas de orientação. Desde o final do século XX, a tecnologia tem desempenhado um papel vital na Transferência de Conhecimento através da criação de bases de conhecimento, sistemas especializados e outros repositórios de conhecimento (Chang et al., 2012). O objetivo da transferência de conhecimentos para outros, conhecido como Transferência de Conhecimentos, é:

1. Identificar as posições-chave e as pessoas em que a perda potencial de conhecimentos é mais iminente. 2. Avaliar o grau de criticidade da perda de conhecimentos.

3. Desenvolver um plano de ação para assegurar a captação desses conhecimentos críticos e um plano de ação para os transferir (Mei, 2012).

A transferência de conhecimentos é importante porque uma percentagem significativa da força de trabalho do Estado está a aproximar-se da idade da reforma nos próximos dez anos. Estes funcionários adquiriram uma enorme quantidade de conhecimentos sobre a forma como as coisas funcionam, como fazer as coisas e a quem recorrer quando surgem problemas. A perda dos seus conhecimentos e experiência pode reduzir significativamente a eficiência, resultando em erros dispendiosos, problemas de qualidade inesperados ou interrupções significativas nos serviços e/ou no desempenho (Hennekam & Herrbach, 2013).

2.8.2 Gestão do conhecimento

A Gestão do Conhecimento refere-se a práticas utilizadas pelas organizações para encontrar, criar e distribuir conhecimento para reutilização, consciencialização e aprendizagem em toda a organização. Os programas de Gestão do Conhecimento estão normalmente ligados a objectivos organizacionais e destinam-se a conduzir à obtenção de resultados específicos, tais como inteligência partilhada, melhor desempenho ou níveis mais elevados de inovação (Dalkir&Liebowitz, 2011). A captação e a partilha de conhecimentos críticos e de competências especializadas devem ocorrer continuamente entre os trabalhadores. No entanto, em muitos casos, tal não acontece e esta necessidade torna-se premente quando um colaborador valioso se prepara para se reformar ou mudar de cargo (O'Dell & Hubert, 2011). Quando uma organização está a considerar a implementação de um plano de transferência de conhecimentos, é importante responder a várias questões: 1. A organização vai preencher o lugar vago ou reatribuir as funções?

2. Todas as funções do cargo continuam a ser importantes para a missão da organização?

3. É necessário atualizar a descrição das funções?

4. O cargo será alterado, mantido ou eliminado após a saída do trabalhador.

2.8.3 Uma forma prática de medir os conhecimentos de uma pessoa

Medir algo significa atribuir um número a uma caraterística (conhecimento) de um objeto (uma pessoa) ou acontecimento, de acordo com um conjunto de regras. É o conjunto de regras pelas quais o número é atribuído que define o significado do número. O teste de escolha múltipla atualmente utilizado ou qualquer outro método epistemétrico pode ser considerado como um "conjunto de regras" pelas quais os números (pontuações) ou medidas são produzidos - e, assim, o conhecimento pode ser definido operacionalmente. A maioria dos testes utilizados hoje em dia para medir os conhecimentos de uma pessoa sobre um tópico tem como objetivo compor itens de teste que representem o tópico; e são justos e imparciais, ou seja, não são influenciados pelas caraterísticas dos participantes no teste para além dos conhecimentos, como o género ou a etnia, que possam influenciar a medição. Para determinar se uma pessoa possui conhecimentos sobre, por exemplo, a adição simples, podemos fazer perguntas representativas do tópico, como "Qual é a soma de 12 + 13?" (Streiner et al., 2015)

A prática atual de teste consiste em observar a alternativa que uma pessoa seleciona e inferir que ela sabe (se for selecionada uma resposta correta) ou não sabe (se não for selecionada a resposta correta) como adicionar números de dois dígitos.

2.9 Atitude

A atitude é definida como um estado mental ou neural de prontidão, organizado através da experiência, que exerce uma influência diretiva ou dinâmica na resposta do indivíduo a todos os objectos e situações com os quais está relacionado. Uma definição mais simples de atitude é uma mentalidade ou uma tendência para agir de uma determinada maneira devido à experiência e ao temperamento de um indivíduo (Copaci et al., 2017).

Quando falamos da atitude de alguém, estamos a referir-nos às emoções e comportamentos dessa pessoa. A atitude de uma pessoa em relação à medicina preventiva engloba o seu ponto de vista sobre o tema (por exemplo, pensamento); o que sente em relação a esse tema (por exemplo, emoção), bem como as acções (por exemplo, comportamentos) em que se envolve como resultado da sua atitude em relação à prevenção de problemas de saúde. Uma atitude inclui três componentes: um afeto (um sentimento), uma cognição (um pensamento ou crença) e um comportamento (uma ação) (Mason & Butler, 2010).

2.9.1 Formação de atitudes

A formação de atitudes é o resultado da aprendizagem, da modelação dos outros e das nossas experiências diretas com pessoas e situações. As atitudes influenciam as nossas decisões, orientam o nosso comportamento e têm impacto naquilo de que nos lembramos seletivamente (nem sempre o mesmo que ouvimos). As atitudes têm diferentes pontos fortes e, tal como a maioria das coisas que são aprendidas ou influenciadas pela experiência, podem ser medidas e alteradas (Bridenball & Jesilow 2008).

2.9.2 Mudança de atitudes

Para mudar a atitude de uma pessoa, é necessário abordar as componentes cognitivas e emocionais. Como é que se convence uma pessoa a iniciar um programa de exercício quando ela pode dizer: "Não tenho tempo suficiente" ou "Estou demasiado ocupado" ou "Não quero correr o risco de me lesionar"? Uma abordagem seria desafiar o comportamento da pessoa fornecendo-lhe novas informações. Por exemplo, explique à outra pessoa como arranjou tempo no seu dia e, como resultado, tanto o seu nível de colesterol como a sua tensão arterial diminuíram (Bearman et al., 2015).

2.9.3 Medição das atitudes

Esta informação é útil para os gestores de cuidados de saúde determinarem se a gestão está a "fazer as coisas certas" para reter e motivar os empregados (Mbindyo et al., 2009). A título de exemplo, Lowe et al. (2003) concluíram que os trabalhadores que classificaram o seu ambiente de trabalho como "saudável" (conteúdo das tarefas, remuneração, horário de trabalho, perspectivas de carreira, relações interpessoais, segurança) registaram uma maior satisfação no trabalho, moral e empenhamento organizacional e um menor absentismo e intenção de se despedirem. Os inquéritos sobre atitudes dos trabalhadores são normalmente concebidos utilizando formatos de resposta do tipo Likert de 5 pontos ("concordo totalmente - discordo totalmente") ou de frequência ("nunca - muito frequentemente").

2.10 Investigação recente sobre medicamentos que afectam o aleitamento materno

A passagem de medicamentos do plasma materno para o leite materno é um processo dinâmico - os medicamentos entram e saem de forma ativa (Hale, TW.2003). Quase todos os medicamentos tomados por uma mãe que amamenta entram no leite até um certo grau (Della k. 2006). Um estudo realizado na Lituânia revelou que 22% das mulheres que interromperam a amamentação citaram a medicação como motivo para a interrupção (Pilviniene et al., 2006). O nível de medicamentos no leite materno é geralmente muito inferior ao nível terapêutico para um bebé - na maioria dos casos, menos de 3% de uma dose terapêutica por kg de peso corporal (Lawrence etal., 2007). Uma análise dos pedidos de informação de profissionais de saúde sobre segurança dos medicamentos a um centro especializado revelou que apenas 1,7% dos pedidos de informação foram aconselhados a interromper a amamentação (Amir, LH.2007).

Um outro estudo efectuado por (Hale et al.,2007) concluiu que alguns medicamentos têm um peso molecular tão grande que não entram no leite; a heparina é um exemplo. De acordo com a Academia Americana de Pediatria 2013 (AAP), os prestadores de cuidados de saúde devem pesar os riscos e os benefícios quando prescrevem medicamentos para a amamentação e o Centro de Controlo de Doenças dos EUA apelou a uma ação de saúde pública para garantir que a informação baseada em provas sobre a segurança dos medicamentos durante a lactação seja facilmente acessível às mulheres e aos profissionais de saúde (Lagoy et al., 2005). Os profissionais de saúde precisam de procurar os medicamentos numa fonte fiável (Akus, M e Bartick, M.2007). As mulheres que amamentam e que deram à luz recentemente podem deparar-se com várias condições médicas em que a utilização de medicamentos não pode ser evitada. Mais de 50% das mulheres no pós-parto, amamentando ou não. estudo realizado por (Saha et al. 2015). cerca de 33% e 17% das mulheres que amamentam tomaram medicamentos prescritos e de venda livre, respetivamente, durante a amamentação. Além disso, foi relatado que as categorias de medicamentos mais utilizadas foram analgésicos, antibióticos, medicamentos gastrointestinais, cardiovasculares e antidiabéticos (Al-Sawalha et al., 2016).

Um inquérito realizado nos Países Baixos por Schirm et al. (2004) para avaliar o consumo de drogas pelas mulheres que amamentam e compará-lo com o das mulheres que não amamentam. revelaram não consumir qualquer droga devido à amamentação ou não amamentar devido ao consumo de drogas.

A revisão foi conduzida por (Safeera et al .2011) para investigar a literatura relacionada com os conhecimentos, atitudes e práticas dos profissionais de saúde e das mulheres relativamente à utilização e segurança dos medicamentos durante a amamentação. Como resultado da informação inconsistente disponível para todas as partes interessadas, os farmacêuticos e outros profissionais de saúde parecem basear-se na sua própria experiência pessoal (ou na falta dela), o que resulta em práticas variáveis que podem significar a recomendação da interrupção da amamentação, os profissionais de saúde precisam de receber formação rigorosa sobre a comunicação com as mulheres que amamentam.

Revelou que a limitada literatura disponível indica que os profissionais de saúde têm conhecimentos deficientes, bem como atitudes positivas e práticas variáveis que são maioritariamente guiadas pela experiência pessoal, relativamente à utilização de medicamentos em mulheres a amamentar.

Um relatório anterior de Amir e Pirotta (2009) concluiu que a maioria dos médicos de clínica geral se baseia em livros e na Internet e considera que os farmacêuticos são fontes fiáveis e disponíveis de informação sobre medicamentos.

O estudo realizado por Frank (2010) descreve vários factores que entram em jogo quando uma mãe que amamenta está a tomar medicamentos. Mostrar que as mães podem continuar a amamentar enquanto tomam medicamentos.

O estudo realizado na Austrália teve como objetivo investigar as perspectivas dos farmacêuticos comunitários sobre a utilização e segurança da medicação na amamentação. A amostra aleatória foi constituída por 1166 farmácias. Os resultados mostraram que cento e setenta e seis farmacêuticos responderam (51% do sexo feminino). Dos 52% de participantes com filhos. A maioria (92%) estava confiante em fornecer ou aconselhar sobre medicamentos durante a amamentação. (Martine et al., 2013)

No estudo realizado por Riccardo et al. (2016) os profissionais de saúde devem adquirir informação científica actualizada e considerar não só o risco de exposição a medicamentos através do leite materno.

O objetivo deste estudo é investigar os conhecimentos e as práticas das mães sobre o consumo de drogas durante a amamentação. A amostra do estudo foi constituída por todas as mães com idade igual ou superior a 18 anos que se candidataram a um ambulatório pediátrico de um hospital estatal de Sakarya. Os resultados indicaram que 37,7 % das mães participantes se encontravam no grupo etário dos 20-24 anos e o período médio de lactação era de 6,74±3,80 (n=171). 63,5% das participantes pertenciam a uma família nuclear, 61,5% a um nível de rendimento médio, 52,9% tinham concluído o ensino primário/secundário, 86,2% eram donas de casa e 53,3% tiveram a sua primeira experiência de amamentação. 67,1% das participantes afirmaram não ter informações sobre os medicamentos que definitivamente não devem ser usados no período de amamentação. (Yalnizoglu Caka et al ., 2016)

Um estudo realizado por Nour et al. (2017) para avaliar a atitude e os conhecimentos dos prestadores de cuidados de saúde na Jordânia sobre a utilização segura de medicamentos durante a amamentação revelou que os enfermeiros tinham um baixo nível de conhecimentos e que os enfermeiros eram mais susceptíveis de ter baixos conhecimentos do que os médicos.

Capítulo 3

Metodologia

3.1 Introdução

O objetivo deste estudo é compreender os conhecimentos e as atitudes dos enfermeiros relativamente aos fármacos que afectam o aleitamento materno. Este capítulo abordará questões relacionadas com as metodologias utilizadas para responder às questões de investigação. O capítulo começa com o desenho do estudo, a população do estudo, o local do estudo, o período do estudo, a dimensão da amostra e a amostragem. Apresenta a construção do questionário, a pilotagem, as considerações éticas, a recolha e a análise de dados.

3.2 Conceção do estudo

O estudo é um estudo quantitativo, descritivo, analítico e transversal para avaliar os conhecimentos e as atitudes dos enfermeiros relativamente aos medicamentos que afectam o aleitamento materno em clínicas governamentais de cuidados de saúde primários.

Este modelo é escolhido porque é um dos melhores modelos, uma vez que é rentável e permite ao investigador atingir os objectivos do estudo num curto espaço de tempo. Além disso, é prático e fácil de gerir (Polit e Beck, 2012).

3.3 População do estudo

A população-alvo é constituída por todas as enfermeiras que trabalham atualmente nos cuidados de saúde primários nas clínicas governamentais de Gaza. O número total de enfermeiras dos cuidados de saúde primários nas clínicas governamentais de Gaza é de 394 enfermeiras.

3.4 Dimensão da amostra e processo de amostragem

Os participantes serão identificados através de um processo de amostragem por conglomerados. A dimensão da amostra proposta incluirá (150) participantes elegíveis provenientes de todos os enfermeiros-alvo que trabalham atualmente nos CSP governamentais na Faixa de Gaza. Cada uma das amostras de conveniência dos centros de cuidados de saúde primários das províncias de Gaza será dividida em três níveis (II, III e IV) e, em seguida, serão escolhidas clínicas de cada nível em relação a diferentes áreas geográficas. Para calcular o tamanho da amostra, foi utilizado o programa online Monkey survey, que resultou num tamanho de amostra de pelo menos 130 casos para uma amostra representativa com um intervalo de confiança de 95% e uma margem de erro de 5% **(Anexo 4)**. O investigador teve em consideração os seguintes parâmetros durante o cálculo da dimensão da amostra:

• O número total de enfermeiras que trabalhavam nos PHC governamentais na Faixa de Gaza era de 194 enfermeiras,

• Intervalo de confiança de 95%,

• Uma margem de erro de 5%.

A amostra do estudo era de 130, mas o investigador aumentou o tamanho da amostra para 150 casos para cobrir a possibilidade de não respostas.

Tabela 3.1: Tamanho da amostra das populações em estudo e sua distribuição nos

CSP

Residência	População	Amostra
Norte	78	22
Gaza	113	42
Zona intermédia	109	18
khanyonis	50	36
Rafa	44	32
Total	394	150

3.5 Contexto do estudo

O estudo será realizado em PHC governamentais na Faixa de Gaza, em cuidados de saúde primários em três níveis diferentes (II, III e IV).

3.6 Critérios de elegibilidade

Enfermeiras prestadoras de cuidados que trabalham atualmente nos CSP durante o período de recolha de dados das diferentes categorias de clínicas. Foram incluídas no estudo as clínicas que preenchiam os seguintes critérios

- Centros de saúde primários do MS.
- Clínicas de diferentes níveis (II, III e IV) que serão selecionadas aleatoriamente.

3.7 Período do estudo

O estudo será realizado durante o período compreendido entre janeiro e outubro de 2018.

3.8 Considerações éticas e procedimentos

O investigador comprometer-se-á a respeitar todas as considerações éticas necessárias à realização de uma investigação. Em primeiro lugar, será obtida a aprovação ética da Universidade Al-Quds (anexo 4), do Comité de Helsínquia (anexo 5) e do Ministério da Saúde, representado pelo Departamento de Recursos Humanos (anexo 6). Além disso, será assinado voluntariamente um formulário de consentimento escrito por todos os participantes do poço.

3.9 Instrumento do estudo

O investigador desenvolverá os seus próprios instrumentos para recolher os dados necessários. Será elaborado um questionário de entrevista face a face para avaliar os conhecimentos e as atitudes em relação aos medicamentos que afectam a amamentação em clínicas governamentais de cuidados de saúde primários, com base na literatura de investigação realizada a nível mundial e local. Será dada orientação aos investigadores que trabalharam anteriormente neste domínio. Além disso, será consultada uma equipa de investigadores do painel de peritos para avaliar a clareza e a relevância do questionário recentemente desenvolvido para os objectivos do estudo em termos de validade de conteúdo.

3.9.1 Questionário

Foi distribuído um questionário estruturado auto-administrado a (150) enfermeiros que trabalhavam em clínicas governamentais de cuidados de saúde primários. Os dados foram recolhidos pelo próprio investigador para evitar qualquer possível enviesamento.

3.9.2 Conceção do questionário

- O questionário foi elaborado em língua inglesa (anexo 2) e depois traduzido para a língua árabe (anexo 3). Ambos foram revistos por pessoas com experiência em língua árabe e inglesa.
- O questionário foi elaborado com perguntas fechadas (sim ou não).
- Foi também utilizada uma escala de likert de três pontos (1= discordo, 2= não tenho a certeza, 3= concordo).
- O questionário está dividido em três partes: na primeira parte, as perguntas estão relacionadas com dados demográficos gerais, como a idade, o género e os anos de experiência. As perguntas da segunda parte medirão os conhecimentos e as da terceira parte medirão a atitude.

3.10 Taxa de resposta

O número de inquiridos foi de 150 num total de 194.

3.11 Introdução de dados e análise estatística

Para atingir o objetivo do estudo, o investigador utilizará o pacote estatístico para as Ciências Sociais (SPSS, V. 24) para analisar os dados. O investigador utilizará estatísticas descritivas, tais como frequências, média, desvio-padrão e percentagens. O teste t para amostras independentes e a ANOVA serão utilizados para mostrar se existem diferenças estatisticamente significativas entre as mulheres que amamentam, no que diz respeito aos factores sociodemográficos.

3.12 Estudo-piloto

Será realizado um estudo-piloto com 10% da amostra do estudo (15 enfermeiros elegíveis) antes de se iniciar a recolha de dados propriamente dita, como um pré-teste para identificar os pontos fracos da redação, a tradução para árabe, prever a taxa de resposta, determinar o tempo real necessário para preencher o questionário e identificar áreas de imprecisão e testar a fiabilidade, a praticabilidade e a adequação do questionário, para que sejam introduzidas as alterações necessárias.

3.13 Validade e fiabilidade

3.13.1 Validade da investigação

Para garantir a validade, o investigador submeteu o questionário a peritos na matéria para avaliarem a validade de face e de conteúdo. As suas sugestões foram tidas em conta.

3.13.21 consistência interna

Para verificar a consistência interna, o investigador calculou a correlação entre cada afirmação e o campo correspondente. (Tabelas 3.2) apresentam o coeficiente de correlação para cada parágrafo de um campo e o total do campo correspondente. Os valores de p (Sig.) são inferiores a 0,05, pelo que os coeficientes de correlação de todos os parágrafos são significativos a a = 0,05, pelo que se pode afirmar que todos os parágrafos de cada campo são consistentes e válidos para medir aquilo para que foram definidos.

Part A: Caraterísticas do conhecimento

Quadro 3.2 Coeficiente de correlação de cada parágrafo de "conhecimento"

Não	Parágrafo	Coeficiente de correlação	Valor P
1	Tomar o medicamento durante a amamentação é seguro.	0.821	*0.000
2	Efeito de alguns medicamentos na quantidade de leite para o bebé.	0.520	*0.000
3	Quase todos os medicamentos passam para o leite materno, o que pode representar um risco para a amamentação.	0.632	*0.000
4	alguns medicamentos devem ser interrompidos durante a amamentação.	0.333	*0.036
5	Os medicamentos antieméticos, como o pramin, aumentam a quantidade de leite para o bebé.	0.375	*0.017
6	Os benefícios do aleitamento materno continuam a aumentar se as mães evitarem o consumo de drogas.	0.325	*0.040
7	Prolactina afetada pelo uso de alguns medicamentos durante a amamentação.	0.412	*0.012
8	Os medicamentos podem afetar a secreção ou a composição do leite, afectando o desenvolvimento da glândula mamária e a secreção do leite.	0.374	*0.017
9	Os anti-histamínicos são considerados seguros.	0.680	*0.000
10	Os anticonvulsivantes não são considerados seguros durante a amamentação.	0.344	*0.032
11	Os anticoagulantes, como a heparina, são considerados e não passam para o leite materno.	0.700	*0.000
12	Efeito dos antibióticos tetraciclinas no crescimento ósseo.	0.682	*0.000
13	Evitar tomar aspirina durante a amamentação devido ao risco de síndroma de Reye.	0.580	*0.000
14	Tem acesso a recursos sobre a segurança dos medicamentos no aleitamento materno.	0.422	*0.010
15	Os analgésicos como o Acamol têm efeitos sobre a amamentação.	0.500	*0.000
16	Efeito do Trufen no sabor do leite para o bebé	0.610	*0.000
17	Algumas mães têm necessidade de utilizar medicamentos durante a amamentação.	0.510	*0.000
18	Transferência de alguns fármacos do plasma materno para o leite	0.313	*0.049
19	têm boas informações sobre os medicamentos que afectam o aleitamento materno.	0.355	*0.025

Part B: Caraterísticas das atitudes

Quadro 3.3 Coeficiente de correlação de cada parágrafo de "Atitudes"

Não	Parágrafo	Coeficiente de correlação	Valor P
1	Pensa que a pressão da carga de trabalho me proíbe de dar informações sobre os medicamentos que afectam a amamentação.	0.349	*0.027
2	Acha que o efeito dos medicamentos na amamentação é um problema para o bebé.	0.571	*0.000
3	A educação para a saúde é a melhor forma de diminuir os efeitos nocivos dos medicamentos no aleitamento materno.	0.500	*0.001
4	O aconselhamento de enfermagem é a melhor forma de diminuir	0.552	*0.000

	os efeitos nocivos dos medicamentos na amamentação.		
5	As mulheres devem ser encorajadas a evitar os medicamentos de venda livre durante a amamentação.	0.521	*0.001
6	Os medicamentos que afectam a amamentação devem ser incluídos no guia clínico.	0.601	*0.000
7	O serviço prestado pela educação para a saúde e pelo aconselhamento de enfermagem é adequado às mulheres sobre os medicamentos que afectam o aleitamento materno.	0.518	*0.001
8	Pensa que existe uma relação entre o rendimento da família e o consumo de drogas durante a amamentação.	0.432	*0.005
9	Acha que existe uma relação entre o nível de educação da mãe e a droga.	0.576	*0.000
10	Pensa que existe uma relação entre o número de nascimentos e as atitudes sobre o efeito dos medicamentos na amamentação.	0.496	*0.001
11	Gostaria de realizar cursos de formação durante o trabalho sobre drogas que afectam a amamentação?	0.570	*0.000

3.14 Fiabilidade do instrumento

A fiabilidade de um instrumento é o grau de consistência com que mede o atributo que é suposto medir. A Tabela 3.4 mostra os valores do Alfa de Chronbach para cada campo do questionário e para o questionário completo. Para os campos, os valores do Alfa de Cronbach situam-se entre 0,550 e 0,722. O alfa de Cronbach é igual a 0,636 para todo o questionário, o que indica uma boa fiabilidade de todo o questionário.

Tabela 3.4: Alfa de Cronbach para a fiabilidade

Não	Campo	Alfa de Cronbach
1	Conhecimento	0.550
2	Atitudes	0.722
Todas as variáveis independentes em conjunto		0.636

3.15 Gestão estatística

Para atingir o objetivo do estudo, o investigador utilizou o pacote estatístico para as Ciências Sociais (SPSS) para manipular e analisar os dados.

3.16 Limitações do estudo

- Tempo limitado
- Custos financeiros
- Transporte
- Cortes frequentes de eletricidade.

Capítulo 4

Resultados e discussão

4.1 Introdução

Neste capítulo, o investigador apresentou os resultados do estudo. A análise descritiva das caraterísticas demográficas dos participantes é ilustrada e discutida com a literatura relacionada e estudos anteriores. Além disso, foram identificados os resultados de diferentes variáveis e dimensões, e foram exploradas as diferenças entre as variáveis selecionadas e as correlações. Para obter os resultados, o investigador utilizou o programa SPSS (versão 22). Os procedimentos estatísticos utilizados incluíram frequências, percentagem, teste de correlação de Pearson, ANOVA unidirecional e regressão linear simples. Os resultados são ilustrados a seguir.

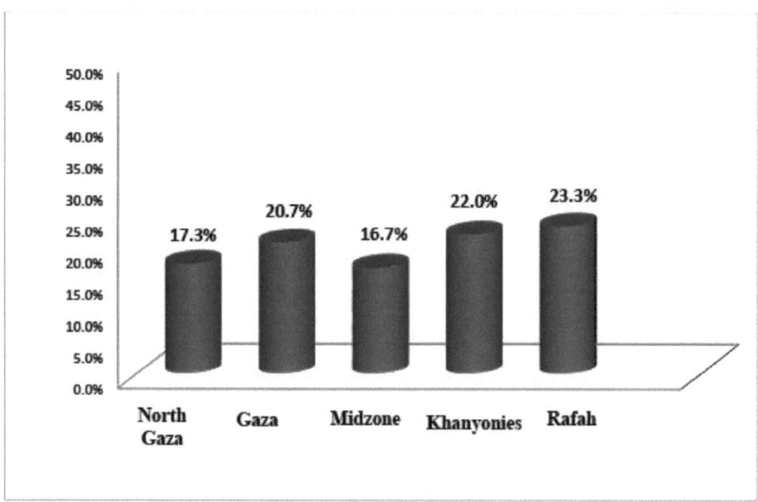

Norte de Gaza Zona intermédia Khanyonies Rafah
Gaza

Figura (4.1): Distribuição dos participantes no estudo de acordo com a residência

Os participantes no estudo eram 150 enfermeiros que trabalhavam em Centros de Cuidados de Saúde Primários (CSP) governamentais na Faixa de Gaza (GS). A maior percentagem residia na província de Rafah (23,3%), seguida de Khanyounis (22,0%), depois Gaza (20,7%), Gaza Norte (17,3%) e a província do Meio (16,7%).

Table (1)   ): Distribuição dos participantes no estudo de acordo com as caraterísticas sócio-demográficas

caraterísticas (N= 150)

Variável	Número (N)	Percentagem (%)
Idade		
30 anos e menos	10	6.7
31 - 40 anos	75	50.0
41 anos ou mais	65	43.3
Total	150	100.0
Qualificação		

Mestrado	12	8.0
Bacharel	60	40.0
Diploma 3 anos	30	20.0
Diploma 2 anos	48	32.0
Total	150	100.0
Experiência		
10 anos ou menos	28	18.7
11 - 20 anos	84	56.0
21 anos ou mais	38	25.3
Total	150	100.0
Endereço da clínica		
Gaza	42	28.0
Khan Younis	36	24.0
Rafa	32	21.3
Norte de Gaza	22	14.7
Zona intermédia	18	12.0
Total	150	100.0
Teve curso de formação		
Não	130	86.7
Sim	20	13.3
Total	150	100.0

A tabela (4.1) mostra que metade dos participantes do estudo, 75 (50.0%), tinha entre 31 e 40 anos, seguidos de 65 (43.3%) com 41 anos ou mais, 60 (40.0%) tinham bacharelato e 12 (8.0%) tinham mestrado, mais de metade deles, 84 (56.0%), tinha uma experiência de 11 a 20 anos e apenas 20 (13.3%) tinham um curso de formação em serviço. Relativamente ao endereço dos CSP, 42 (28,0%) eram de Gaza, 36 (24,0%) de Khanyounis, 32 (21,3%) de Rafah, 22 (14,7%) do Norte de Gaza e 18 (12,0%) da Midzone.

Table (2)   ): Conhecimentos dos participantes no estudo sobre medicamentos que afectam a amamentação (N= 150)

Não.	Artigo	Sim		N	o	Classificação
		N	%	N	%	
1	Tomar o medicamento durante a amamentação é seguro.	67	44.7	83	55.3	6
2	Efeito de alguns medicamentos na quantidade de leite para o bebé.	32	21.3	118	78.7	13
3	Quase todos os medicamentos passam para o leite materno, o que pode representar um risco para a amamentação.	95	63.3	55	36.7	9
4	Alguns medicamentos devem ser interrompidos durante a amamentação.	22	14.7	128	85.3	17
5	Os medicamentos antieméticos, como a pramina, aumentam a quantidade de leite para o bebé.	103	68.7	47	31.3	2
6	Os benefícios do aleitamento materno continuam a aumentar se as mães evitarem o consumo de drogas.	24	16.0	126	84.0	16
7	Prolactina afetada pelo uso de alguns medicamentos	18	12.0	132	88.0	19

		N	%	N	%	Classificação
	durante a amamentação.					
8	Os medicamentos podem afetar a secreção ou a composição do leite, afectando o desenvolvimento da glândula mamária e a secreção do leite.	150	100.0	0	0	1
9	Os anti-histamínicos são considerados seguros.	46	30.7	104	69.3	10
10	Os anticonvulsivantes não são considerados seguros durante a amamentação.	46	30.7	104	69.3	11
11	Os anticoagulantes, como a heparina, são considerados e não passam para o leite materno.	28	18.7	122	81.3	15
12	Efeito dos antibióticos tetraciclinas no crescimento ósseo.	57	38.0	93	62.0	8
13	Evitar tomar aspirina durante a amamentação devido ao risco de síndroma de Reye.	89	59.3	61	40.7	5
14	Tem acesso a recursos sobre a segurança dos medicamentos na amamentação.	20	13.3	130	86.7	18
15	Os analgésicos como o Acamol têm efeitos sobre a amamentação.	99	66.0	51	34.0	3
16	Efeito do Trufen no sabor do leite para o bebé	36	24.0	114	76.0	12
17	Algumas mães têm necessidade de utilizar medicamentos durante a amamentação.	31	20.7	119	79.3	14
18	Transferência de alguns fármacos do plasma materno para o leite	95	63.3	55	36.7	4
19	têm boas informações sobre os medicamentos que afectam o aleitamento materno.	67	44.7	83	55.3	7
		3	7.7	62.7		

A Tabela (4.2) apresenta o conhecimento dos enfermeiros sobre os fármacos que afectam o aleitamento materno. Obtiveram-se pontuações elevadas em algumas afirmações; 150 (100%) dos enfermeiros sabiam que os fármacos podem afetar a secreção ou a composição do leite ao afetar o desenvolvimento das glândulas mamárias e a secreção do leite, 103 (68,7%) sabiam que os fármacos antieméticos como a pramina aumentam a quantidade de leite para o bebé e 99 (66%) dos enfermeiros sabiam que os analgésicos como o Acamol têm efeito na amamentação. Foram obtidas pontuações baixas em algumas afirmações; 18 (12%) dos enfermeiros sabiam que a prolactina é afetada pelo uso de alguns medicamentos durante a amamentação e 20 (13,3%) dos enfermeiros sabiam que têm acesso a recursos sobre a segurança dos medicamentos na amamentação. De um modo geral, os resultados reflectem que 37,7% dos enfermeiros têm conhecimentos sobre os fármacos que afectam o aleitamento materno.

Table (3)   ): Atitudes dos participantes no estudo em relação aos medicamentos que afectam a amamentação (N= 150)

Não.	Item	Não concordo		Não tenho a certeza		Concordar		Classificação
		N	%	N	%	N	%	
1.	Acha que a pressão da carga de trabalho me proíbe de dar	33	22.0	19	12.7	98	65.3	9

	informações sobre medicamentos que afectam a amamentação.							
2.	Considera que o efeito dos medicamentos na amamentação é problemático para o bebé.	10	6.7	26	17.3	114	76.0	7
3.	A educação para a saúde é a melhor forma de diminuir os efeitos nocivos dos medicamentos no aleitamento materno.	0	0	2	1.3	148	98.7	1
4.	O aconselhamento de enfermagem é a melhor forma de diminuir os efeitos nocivos dos medicamentos na amamentação.	9	6.0	19	12.7	122	81.3	6
5.	As mulheres devem ser encorajadas a evitar os medicamentos de venda livre durante a amamentação.	1	0.7	4	2.7	145	96.7	2
6.	Os medicamentos que afectam a amamentação devem ser incluídos no guia clínico.	1	0.7	5	3.3	144	96.0	3
7.	O serviço prestado pela educação para a saúde e pelo aconselhamento de enfermagem é adequado às mulheres sobre os medicamentos que afectam o aleitamento materno.	56	37.3	47	31.3	47	31.3	11
8.	Pensa que existe uma relação entre o rendimento da família e o consumo de drogas durante a amamentação.	94	62.7	0	0	56	37.3	10
9.	Pensa que existe uma relação entre o nível de educação da mãe e a droga.	26	17.3	0	0	124	82.7	5
10.	Pensa que existe uma relação entre o número de nascimentos e as atitudes sobre o efeito dos medicamentos na amamentação.	47	31.3	0	0	103	68.7	8
11.	Gostaria de realizar cursos de formação durante o trabalho sobre drogas que afectam a amamentação?	3	2.0	5	3.3	142	94.7	4
Média global		**16.9**		**7.6**		**75.3**		

A Tabela (4.3) apresenta as atitudes dos enfermeiros em relação aos medicamentos que afectam o aleitamento materno. Foram obtidos escores altos em algumas afirmações; 148 (98,7%) afirmaram que a educação em saúde é a melhor maneira de diminuir os efeitos nocivos dos medicamentos na amamentação, seguidos por 145 (96,7%) que mencionaram que as mulheres devem ser encorajadas a evitar medicamentos de venda livre durante a amamentação, e 144 (96,0%) afirmaram que os medicamentos que afetam a amamentação devem ser incluídos no guia clínico. Por outro lado, as pontuações mais baixas indicaram que 47 (31,3%) mencionaram que o serviço prestado pela educação para a saúde e pelo aconselhamento de enfermagem é adequado às mulheres sobre os medicamentos que afectam a amamentação, seguido de 56 (37,3%) que pensam que existe uma relação entre o rendimento da família e o uso de medicamentos durante a amamentação. Em geral, os resultados revelaram que 75,3% dos enfermeiros têm atitudes positivas em relação aos medicamentos que afectam a amamentação.

Table (4)   ): Diferenças no conhecimento sobre medicamentos que afectam a amamentação e variáveis selecionadas (N= 150)

Variável	N	%	SD	F	Valor P
Idade					
30 anos e menos	10	38.4	8.2	0.411	0.664
31 - 40 anos	75	34.3	13.0		
41 anos ou mais	65	34.9	13.9		
Local de residência					
Norte de Gaza	26	33.2	12.4	1.791	0.134
Gaza	31	40.0	12.4		
Zona intermédia	25	35.1	14.4		
Khanyounis	33	34.1	12.4		
Rafa	35	32.0	13.4		
Qualificação					
Diploma 2 anos	48	35.3	13.6	0.131	0.942
Diplom3 anos	30	33.8	14.8		
BSN	60	34.7	12.2		
Mestre	12	36.4	12.3		
Anos de experiência					
10 anos ou menos	28	35.9	10.5	0.106	0.899
11 - 20 anos	84	34.5	13.7		
21 anos ou mais	38	34.7	13.7		
Endereço da clínica					
Norte de Gaza	22	33.7	12.5	2.210	0.071
Gaza	42	38.9	14.1		
Zona intermédia	18	32.7	11.1		
Khanyounis	36	35.8	12.8		
Rafa	32	30.4	12.5		
Teve curso de formação					
Não	130	13.4	867	0.050	0.960
Sim	20	11.2	13.3		

A Tabela (4.4) mostra que houve diferenças estatisticamente insignificantes no conhecimento sobre os medicamentos que afectam a amamentação em relação às seguintes variáveis: idade dos enfermeiros (F= 0,411, P= 0,664), local de residência (F= 1.791, P= 0,134), qualificação do enfermeiro (F= 0,131, P= 0,942), anos de experiência (F= 0,106, P= 0,899), endereço da clínica (F= 2,210, P= 0,071) e cursos de formação em serviço (F= 0,050, P= 0,960).

Tabela (4.5): Diferenças de atitudes sobre medicamentos que afectam a amamentação e variáveis selecionadas (N= 150)

Variável	N	%	SD	F	Valor P
Idade					
30 anos e menos	10	80.9	10.0	0.872	0.420
31 - 40 anos	75	75.2	13.3		
41 anos ou mais	65	74.5	15.5		
Local de residência					
Norte de Gaza	26	12.5	69.5	4.270	0.003 *
Gaza	31	15.6	75.9		
Zona intermédia	25	17.3	69.4		
Khanyounis	33	9.7	81.5		
Rafa	35	12.3	77.4		
Qualificação					
Diploma 2 anos	48	14.4	73.8	1.029	0.382
Diplom3 anos	30	17.7	75.7		
BSN	60	12.1	77.2		
Mestre	12	13.4	70.4		
Anos de experiência					
10 anos ou menos	28	80.5	10.4	2.343	0.100
11 - 20 anos	84	74.1	13.7		
21 anos ou mais	38	74.1	16.8		
Endereço da clínica					
Norte de Gaza	22	66.9	12.0	4.434	0.002 *
Gaza	42	75.7	14.8		
Zona intermédia	18	69.6	18.9		
Khanyounis	36	80.3	10.0		
Rafa	32				
Teve curso de formação					
Não	130	74.6	14.7	2.524	0.114
Sim	20	80.0	8.1		

*= significativo a 0,05

A Tabela (4.5) mostra que houve diferenças estatisticamente insignificantes nas atitudes em relação aos medicamentos que afectam o aleitamento materno relacionadas com as seguintes variáveis: idade dos enfermeiros (F= 0,872, P= 0,420), qualificação do enfermeiro (F= 1,029, P= 0,82), anos de experiência (F= 2,343, P= 0,100) e cursos de formação em serviço (F= 2,524, P= 0,114). Além disso, os resultados indicaram diferenças estatisticamente significativas a 0,05 nas atitudes em relação aos medicamentos que afectam o aleitamento materno relacionadas com o local de residência (F= 4,270, P= 0,003) e o endereço da clínica (F= 4,434, P= 0,002).

4.2 Discussão

O aleitamento materno é a melhor forma de nutrição para recém-nascidos e lactentes jovens, e as suas vantagens vão muito além dos benefícios nutricionais e anti-infecciosos. Por conseguinte, praticamente não existem contra-indicações para o aleitamento materno em todo o mundo. Embora muitos medicamentos consumidos por mães que amamentam não causem danos aos bebés, o uso irrestrito de medicamentos pode resultar numa situação potencialmente arriscada para o bebé, que pode absorver doses terapêuticas ou mesmo tóxicas enquanto mama (Mathew, 2004).

Este estudo teve como objetivo avaliar os conhecimentos e as atitudes dos enfermeiros relativamente aos medicamentos que afectam o aleitamento materno em clínicas governamentais de cuidados de saúde primários na Faixa de Gaza. O estudo utilizou o método descritivo e a amostra do estudo foi constituída por 150 enfermeiros que trabalham em Centros de Cuidados de Saúde Primários governamentais na Faixa de Gaza.

Caraterísticas sociodemográficas dos participantes no estudo

Os resultados indicaram que metade dos enfermeiros que participaram no estudo tinham idades compreendidas entre os 31 e os 40 anos, menos de metade possuía um diploma de bacharelato, mais de metade tinha uma experiência entre 11 e 20 anos e a maioria não frequentava qualquer formação pós-graduada.

Estes resultados indicaram que metade dos enfermeiros eram de meia-idade, com longos anos de experiência na área da saúde, o que se reflecte nos seus conhecimentos e atitudes sobre os medicamentos que afectam o aleitamento materno.

Conhecimentos e atitudes dos enfermeiros sobre os medicamentos que afectam o aleitamento materno

Os resultados mostraram que todos os enfermeiros sabiam que os fármacos podem afetar a secreção ou a composição do leite, e mais de dois terços dos enfermeiros sabiam que os analgésicos como o Acamol têm um efeito na amamentação, enquanto a minoria dos enfermeiros sabia que a prolactina é afetada por alguns fármacos utilizados durante a amamentação, e poucos enfermeiros sabiam que tinham acesso a recursos sobre a segurança dos fármacos na amamentação. De um modo geral, os resultados reflectem que mais de um terço dos enfermeiros tem conhecimentos sobre os medicamentos que afectam a amamentação.

Relativamente às atitudes, os resultados mostraram que a grande maioria dos enfermeiros referiu que a educação para a saúde é a melhor forma de diminuir os efeitos nocivos dos fármacos na amamentação, a grande maioria dos enfermeiros referiu que as mulheres devem ser encorajadas a evitar os fármacos de venda livre durante a amamentação, também, a grande maioria dos enfermeiros referiu que os medicamentos que afectam a amamentação devem ser incluídos no guia clínico, enquanto apenas um terço dos enfermeiros referiu que o serviço prestado pela educação para a saúde e pelo aconselhamento de enfermagem é adequado às mulheres sobre os medicamentos que afectam a amamentação, e mais de um terço deles considerou que existe uma relação entre o rendimento familiar e o consumo de medicamentos durante a amamentação. Em geral, os resultados reflectem que três quartos dos enfermeiros têm atitudes positivas em relação aos medicamentos que afectam a amamentação.

No seu estudo, Safeera e Narmin (2011) constataram que os profissionais de saúde têm conhecimentos deficientes, bem como atitudes positivas que são maioritariamente orientadas pela experiência pessoal em relação à utilização de medicamentos em mulheres que amamentam. Outro estudo realizado na Jordânia revelou que os enfermeiros têm pouco conhecimento sobre os medicamentos que afectam a amamentação (Nour et al. 2017).

Outro estudo efectuado por Kinga et al. (2009) identificou lacunas nos conhecimentos sobre aleitamento materno, nas competências de aconselhamento e na educação e formação profissional dos prestadores de cuidados de saúde. As culturas e atitudes dos profissionais afectam a promoção e o apoio ao aleitamento materno. Além disso, os provedores usaram suas próprias experiências de amamentação para substituir o conhecimento baseado em evidências e as recomendações da declaração de política da Academia Americana de Pediatria para o aleitamento materno.

Os enfermeiros têm grande influência nas taxas de sucesso do aleitamento materno, tanto no início como na duração da amamentação. O conhecimento dos enfermeiros sobre o aleitamento materno e as suas atitudes em relação ao aleitamento materno são preditivos do comportamento de apoio efetivo. No entanto, o conhecimento dos enfermeiros continua a ser deficiente, especificamente em áreas como a fisiologia da lactação e a alimentação com glicose (Radzyminski e Callister, 2015).

Num estudo sobre os conhecimentos e atitudes do pessoal de enfermagem em 27 consultórios pediátricos privados, muitos enfermeiros tinham conhecimentos inadequados e atitudes negativas em relação ao aleitamento materno. Embora a maioria (83%) dos enfermeiros de consultório considerasse que a promoção do aleitamento materno era uma boa utilização do seu tempo e que o acompanhamento de uma nova mãe que amamenta fazia parte das suas funções, apenas 46% se sentiam confiantes para trabalhar com uma mãe com problemas de amamentação (Register et al.2000). Num estudo com enfermeiros pediátricos, o conhecimento e as atitudes em relação ao aleitamento materno eram moderados, e aqueles com experiências pessoais de aleitamento materno tinham pontuações de conhecimento e atitude significativamente mais altas (Brewer, 2012).

Os conhecimentos dos prestadores de cuidados de saúde sobre os medicamentos que afectam a amamentação afectam o aconselhamento que dão às suas utentes sobre a interrupção da medicação ou da amamentação durante o curso da medicação. A este respeito, verificou-se que alguns prestadores de cuidados de saúde apoiam a utilização de medicamentos durante a amamentação, enquanto outros aconselharam desnecessariamente as mulheres a interromperem a terapêutica durante a amamentação (Amir e Pirotta 2010; Jayawickrama e Amir 2010; Lee et al., 2000), ou a interromperem a amamentação temporária ou permanentemente, uma vez que os riscos associados à interrupção da amamentação foram considerados superiores aos benefícios e riscos da utilização de medicamentos (Jones e Brown, 2003).

Diferenças de conhecimentos e atitudes sobre medicamentos que afectam a amamentação relacionadas com variáveis selecionadas

Os resultados mostraram que não houve diferenças estatisticamente significativas no conhecimento sobre medicamentos que afetam a amamentação em relação à idade da enfermeira, local de residência, qualificação, anos de experiência, endereço da clínica e participação em cursos de treinamento em serviço. Esses resultados revelaram que os aspectos sociodemográficos não contribuíram para mudanças no nível de conhecimento dos enfermeiros.

Os resultados também mostraram que houve diferenças estatisticamente insignificantes nas atitudes sobre medicamentos que afetam a amamentação em relação à idade da enfermeira, qualificação, anos de experiência e cursos de treinamento em serviço, enquanto as diferenças de atitudes foram significativas em relação ao local de residência e endereço da clínica.

Estes resultados indicaram que as caraterísticas sociodemográficas não fizeram diferenças consideráveis nos conhecimentos e atitudes dos enfermeiros sobre o efeito dos medicamentos na amamentação. Estes resultados podem ser atribuídos ao facto de muitos dos enfermeiros trabalharem nos cuidados de saúde primários há muitos anos e terem adquirido experiências semelhantes através do trabalho quotidiano, além de seguirem os mesmos protocolos no seu trabalho, o que levaria a semelhanças nos seus conhecimentos e atitudes sobre diferentes aspectos das suas tarefas de trabalho.

Capítulo 5

Conclusões e recomendações

5.1 Conclusão

Este estudo é importante para mostrar os conhecimentos e as atitudes dos enfermeiros em relação aos medicamentos que afectam o aleitamento materno. Além disso, este estudo conduz e orienta os estudos futuros sobre o efeito dos fármacos que afectam as fases posteriores na continuação do aleitamento materno. No entanto, neste estudo, os enfermeiros mostraram que existe uma boa informação e bons conhecimentos sobre os medicamentos que afectam o aleitamento materno. Apesar de a enfermeira desempenhar um papel no aconselhamento e ter uma comunicação direta com as mulheres que amamentam, deve estar informada e ciente dos medicamentos que afectam a amamentação, porque a mãe, por vezes, precisa dos medicamentos disponíveis sem receita médica, o que acaba por ser influenciado pelos seus conhecimentos e atitudes. Além disso, os enfermeiros devem ser encorajados a ter acesso imediato a informações fiáveis e actualizadas que sejam úteis e os programas de cursos contínuos para enfermeiros sobre medicamentos que afectam a amamentação são também altamente recomendados.

5.2 Recomendação

Com base nos resultados deste estudo, recomenda-se que

5.2.1 Ministério da Saúde

1. Todos os prestadores de cuidados de saúde primários devem receber formação regular sobre os medicamentos que afectam o aleitamento materno.

2. O Ministério da Saúde deveria supervisionar melhor e incluir nos protocolos os medicamentos que afectam o aleitamento materno.

3. Rever e ativar as descrições de funções para reduzir as cargas de trabalho e quaisquer funções não relacionadas com a enfermagem.

5.2.2. Recomendação para o prestador de cuidados de saúde

1. deve ser dada informação às mulheres que amamentam sobre os medicamentos que afectam a amamentação e a sua utilização segura.

2. Mais informação actualizada sobre os medicamentos que afectam a amamentação.

5.2.3 Recomendações para investigação futura

1. Estudo dos conhecimentos e atitudes dos enfermeiros em relação aos medicamentos que afectam o aleitamento materno nos cuidados de saúde primários.

2. Estudar os conhecimentos e as atitudes de todos os prestadores de cuidados de saúde em relação aos medicamentos que afectam o aleitamento materno

3. Comparação dos conhecimentos e atitudes dos enfermeiros em relação aos medicamentos que afectam o aleitamento materno nos cuidados de saúde primários em clínicas governamentais e da UNRWA.

4. Estudo dos conhecimentos e atitudes dos enfermeiros em relação aos medicamentos que afectam o aleitamento materno Prestadores de cuidados de saúde no hospital.

Referências

Akus M, Bartick M. 2007. Recomendações de segurança para a lactação e fiabilidade comparadas em 10 recursos de medicação. The Annals of Pharmacotherapy 41:1352-1360.

Conferência internacional de Alma Ata, 1978. "Conferência internacional sobre a definição de cuidados de saúde primários" Cazaquistão.

Al-Sawalha NA, Tahaineh L, Sawalha A, Almomani BA. 2016. Uso de medicamentos em mulheres que amamentam: um estudo nacional. Medicina do Aleitamento Materno: The Official Journal of the Academy of Breastfeeding Medicine 11:386-391.

Academia Americana de Pediatria. "Perguntas frequentes sobre o kit de ferramentas de transtornos do espetro do álcool fetal". Recuperado em 15 de novembro de 2017.

Academia Americana de Pediatria. (2005). Breastfeeding and the Use of Human Milk. Pediatrics,115, 496-506.

Academia Americana de Pediatria. (2012). Breastfeeding and the Use of Human Milk (Amamentação e uso de leite humano). Pediatrics,129(3), 826-842.

Academia Americana de Pediatria. (2013). Aleitamento materno e utilização de leite humano. Pediatrics,129(3), 826-842.

Amir LH, Pirotta M, Daly J, Wong S. (2009): GPs and medicines for breastfeeding women. J Hum Lact; 25(1):102

Amir LH.(2010) Medicamentos para mulheres a amamentar: um negócio arriscado? In: Nueland W, editor. Breastfeeding: Methods, Benefits to the Infant and Mother and Difficulties (Métodos, benefícios para o bebé e a mãe e dificuldades). New York: Nova Publishers; 129-141.

Amir, LH. Medicamentos e aleitamento materno: existe informação disponível sobre a sua utilização segura (Carta). Med. J. Aust, 2007;186(9):485.

Anderson, J. R, 1983 "A spreading activation theory of memory", Journal of Verbal Learning and Verbal Behavior, 22, 261-295.

Relatório anual do Ministério da Saúde 2017

Associação Australiana de Aleitamento Materno. Breastfeeding rates in Australia (Taxas de aleitamento materno na Austrália). Melbourne: ABA;2013.www.breastfeeding.asn.au/bf-info/general-breastfeeding-information/breastfeeding-rates-australia

Bartick, M., & Reinhold, A. (2010). The Burden of Suboptimal Breastfeeding in the UnitedStates: A Pediatric Cost Analysis. Pediatrics, 125(5), e1047-e1056. doi:10.1542/peds.2009-1616

Bearman, S. K., Wadkins, M., Bailin, A., & Doctoroff, G. (2015). Treinamento pré-practicum em psicologia profissional para fechar a lacuna pesquisa-prática: Mudança de atitudes em relação à prática baseada em evidências. Formação e educação em psicologia profissional, 9(1), 13.

Begg EJ, Duffull SB, Hackett LP, Ilett KF. Estudar fármacos no leite humano: é altura de unificar a abordagem. J Hum Lact 2002;18:323-32.

Berlin, CM, van den Anker, JN.(2013) Segurança durante a amamentação:

medicamentos, alimentos, químicos ambientais e infeções maternas. Semin Fetal Neonatal Med. Google Scholar, Crossref, Medline

Aleitamento materno" (PDF). Escritório de Saúde da Mulher, Departamento de Saúde e Serviços Humanos dos EUA. 2014.

Bridenball, B., & Jesilow, P. (2008). What matters: The formation of attitudes towards the police. Police Quarterly, 11(2), 151-181.

Centros de Controlo e Prevenção de Doenças (2012). CDC 24/7: Saving Lives (Salvar vidas).

Proteção das pessoas. Obtido de

http://www.cdc.gov/breastfeeding/data/reportcard.htm

Centros de Controlo e Prevenção de Doenças (2012). CDC 24/7: Saving Lives (Salvando vidas).

Proteção das pessoas. Obtido de

http://www.cdc.gov/breastfeeding/data/reportcard.htm.

Chang, Y. Y., Gong, Y., & Peng, M. W. (2012). Expatriate knowledge transfer, subsidiary absorptive capacity, and subsidiary performance. Academy of Management Journal, 55(4), 927-948.

Chen, A., & Rogan, W. J. (2004). Breastfeeding and the risk of postneonatal death in the United States (Amamentação e o risco de morte pós-neonatal nos Estados Unidos). Journal of the American Academy of Pediatrics, 113, 435439.

Collaborative Group on Hormonal Factors in Breast Cancer (Grupo de colaboração sobre factores hormonais no cancro da mama). (2002). Cancro da mama e aleitamento materno: Collaborative reanalysis of individual data from 47 epidemiological studies in 30 countries, including 50.302 women with breast cancer and 96.973 women without the disease. The Lancet, 360, 187-195.

Copaci, i. A., soos, a., & rusu, a. S. (2017). Tradução romena e validação linguística do questionário de atitudes e competências cívicas: implicações para a avaliação de professores em formação. journal of psychological and educational research, 25(1a), 92.

Dalkir, K., & Liebowitz, J. (2011). Gestão do conhecimento em teoria e prática. MIT press.

Della-Guistina K. Considerações especiais sobre os medicamentos utilizados durante a amamentação. In: Kohli K, Gupta M, Tejwani S, editores. Contemporary perspectives on clinical pharmacotherapeutics. 1.ª ed. Nova Delhi: Elsevier; 2006. p. 755-66.

Della-Guistina K. (2006) Special considerations for drugs used during breastfeedingIn: Kohli K, Gupta M, Tejwani S, editores. Contemporary perspectives on clinical pharmacotherapeutics. 1st ed. Nova Deli: Elsevier; p. 755-66.

Dermer, A. (2001). Um segredo bem guardado: os benefícios do aleitamento materno para as mães. La Leche League International; 18 (4): 124-127. Recuperado de http://www.llli.org/nb/nbjulaug01p124.html

Durst, S., & Wilhelm, S. (2012). Gestão do conhecimento e planeamento da sucessão nas PME. Journal of Knowledge Management, 16(4), 637-649.

E Schirm, MP Schwagermann, H Tobil e LTW de Jong-van den Berg.2004. Drug use during breastfeeding. A survey from the Netherlands. 58, 386-390.

Engel, P. (2017). Respostas: sobre normas de crença e conhecimento. Synthese, 1-10.

Eren O, Qinar N e Altinkaynak S.(2013) Laktasyon Doneminde Gorulen Hastaliklarda Ilac Kullaniminda Emzirme Guvenligi. Merhaba. 22: 149-156.

Frank J. e Amy C. (2010) Medicamentos e aleitamento materno: Conceitos actuais. Aceite para publicação a 13 de fevereiro de 2011.

Friguls B, Joya X, Garda-Algar O, Pallas CR, Vall O e Pichini S.(2010) A comprehensive review of assay methods to determine drugs in breast milk and the safety of breastfeeding when taking drugs. Anal Bioanal Chem. 397: 11571179.

Gartner LM, Morton J, Lawrence RA, Naylor AJ, O'Hare D, Schanler RJ, Eidelman AI (fevereiro de 2005). "Aleitamento materno e uso de leite humano". Pediatrics. 115 (2): 496-506.

Gilmour, C., Hall, H., McIntyre, M., Gillies, L., & Harrison, B. (2009). Factors associated with early breastfeeding cessation in Frankston, Victoria. Breastfeeding Review, 17(2), 13-19.

Haastrup MB, Pottegard A, Damkier P (fevereiro de 2014). "Álcool e aleitamento materno". Farmacologia Básica e Clínica e Toxicologia. 114.

Hale TW, Rowe HE. Medicamentos e leite materno. 16th ed. Amarillo (TX): Hale Publishing; 2014.

Hale, TW, Kristensen, JH, Ilett, KF. A transferência de medicamentos para o leite humano. Em: Hale, TW, Hartmann, P, editores. Textbook of Human Lactation. Amarillo, Texas: Hale Publishing, L. P; 2007. 465-77.

Hale, TW. Medicamentos em mães que amamentam bebés prematuros. Pediatr Ann, 2003; 32(5):337-47.

Hennekam, S., & Herrbach, O. (2013). HRM practices and low occupational status older workers. Employee Relations, 35(3), 339-355.

Holbrook, J. H., Schetter, C. D. & Haselton, M. (2012). Saúde Reprodutiva: Aleitamento Materno e Saúde Física e Mental Materna. C.17, 10/25/201215:39:45.

Horta, B. L., & Victora, C. G. (2013). Efeitos a longo prazo do aleitamento materno. Pelotas: Organização Mundial da Saúde OMS. http://www.who.int/topics/breastfeeding/en2017.

Iedema J. Cautions with codeine (Precauções com a codeína). Aust Prescr 2011;34:133-5.

Ilett KF, Kristensen JH. Drug use and breastfeeding (Consumo de drogas e amamentação). Expert Opin Drug Saf 2005;4:745-68.

Koren G.(2009) Aspectos especiais da farmacologia perinatal e pediátrica. In: Katzung BG, Masters SB, Trevor AJ, editores. Basic and clinical pharmacology. 11ª ed.. New Delhi. Tata McGraw Hill; p. 1025-36.

Lagoy, CT, Joshi, N, Cragan, JD, Rasmussen, SA. Medication use during pregnancy and lactation: an urgent call for public health action (Utilização de medicamentos durante a gravidez e o aleitamento: um apelo urgente para uma ação de saúde pública).

J. Womens Health (Larchmt), 2005;14(2):104-09.

Landauer, C. (2017, julho). Mitigando a falha inevitável da representação do conhecimento. Em Computação Autónoma (ICAC), Conferência Internacional do IEEE de 2017 (pp. 239-246). IEEE.

Lawrence 2016, pp. 390-392.

Lawrence, R, Schaefer, C. Comentário geral sobre a terapia medicamentosa e o risco de drogas durante a lactação. In: Schaefer, C, Peters, P, Miller, RK, editores. Drugs During Pregnancy and Lactation: Opções de tratamento e avaliação de risco. 2a ed. London: Elsevier; 2007.

Leiyu Shi.(2012)The Impact of Primary CareRecebido em 27 de setembro.

Lowe, G. S., Schellenberg, G., & Shannon, H. S. (2003). Correlatos das percepções dos trabalhadores sobre um ambiente de trabalho saudável. American Journal of Health Promotion, 17(6), 390-399.

Martine D, Kay S, Lisa H e Safeera Y. (2013): Medicine use and safety while breastfeeding: investigating the perspectives of community pharmacists in Australia, Australian Journal of Primary Health 21(1) 46-57 https://doi.org/10.1071/PY13012.

Mason, P., & Butler, C. C. (2010). Health Behavior Change E-Book. Elsevier Health Sciences.

Mbindyo, P., Gilson, L., Blaauw, D., & English, M. (2009). Contextual influences on health worker motivation in district hospitals in Kenya (Influências contextuais na motivação dos profissionais de saúde em hospitais distritais no Quénia). Implementation Science, 4(1), 43.

Ming Wen, L., Baur, L. A., Rissel, C., Alperstein, G., & Simpson, J. M. (2009). Intention to breastfeed and awareness of health recommendations: findings from first-time mothers in southwest Sydney, Australia. International Breastfeeding Journal, 4(9), 114-125.

Mountford, M., & Salcines, M. (2006, 1 de julho). Alimentação infantil e doenças crónicas. Retirado de Infant Feeding & Nutrition: http://www.infantformula.org/news-room/pressreleases-and-statements/infant-alimentação-e-doenças-crónicas

Nour A., Abeer S, Linda T, Basima A & Maha A. (2017): Atitude e conhecimento dos profissionais de saúde em relação ao uso de medicamentos em mulheres que amamentam: um estudo de questionário nacional da Jordânia, Journal of Obstetrics and Gynaecology, DOI: 10.1080/01443615.2017.1345876.

Oddy, W. H., Kendall, G. E., Li, J., Jacoby, P., Robinson, M., Klerk, N. H., Silburn, S. R., Zubrick, S. R., Landau, L. I. Stanley, F. J. & Stanley, F. J. (2009). The long-term effects of breastfeeding on child and adolescent mental health: A pregnancy cohort study followed for 14 years. The Journal of Pediatrics; (10):1016 -10.020.

O'Dell, C., & Hubert, C. (2011). A nova vantagem do conhecimento: Como a gestão do conhecimento está a mudar a forma como fazemos negócios. John Wiley & Sons.

Owen, C. G., Martin, R. M., Whincup, P. H., Smith, G. D., & Cook, D. G. (2005). Effect of infant feeding on the risk of obesity across the life course: A quantitative review of published evidence. Journal of the American Academy of Pediatrics, 115, 1367-1377.

Oxford dictionaries.com. 12 de dezembro de 2012. Recuperado em 2012-12-18.

Gabinete Central de Estatística da Palestina, 2017.

Gabinete Central de Estatística da Palestina, 2016

Pilviniene, R, Maciulaitis, R, Jankunas, R, Milvidaite, I, Markuniene, E. Breastfeeding and medications [Artigo em lituano]. Medicina (Kaunas), 2006;42(12):1035-45.

Polit, D., e Beck, C. (2012). Investigação em Enfermagem: Gerando e Avaliando Evidências para a Prática de Enfermagem, Medição e Qualidade de Dados; 9ª ed.; Wolters Kluwer Health Lipincott Williams & Wilkins. Wolters Kluwer Health Lippincott Williams & Wilkins.

Powe, C. E., Allen, M., Puopolo, K. M., Merewood, A., Worden, S., Johnson, L., . . . Welt, C. K. (2011). Effects of recombinant human prolactin on breast milk composition (Efeitos da prolactina humana recombinante na composição do leite materno). Academia Americana de Pediatria, 127, 359-366.

Rampono J, Kristensen JH, Hackett LP, Paech M, Kohan R, Ilett KF. Citalopram and demethylcitalopram in human milk; distribution, excretion and effects in breast fed infants. Br J Clin Pharmacol 2000;50:263-8.

Riccardo D, Jenny B, Angela De C, Maria L, Fabrizio D,Antonio C, Stefania M, Antonella S e Maurizio C.2016. Os profissionais de saúde devem adquirir informações científicas actualizadas e considerar não apenas o risco de exposição a medicamentos através do leite materno. Jornal da Lactação Humana, Vol. 32 (1) 15-19.

Sachs, HC.(2013) A transferência de medicamentos e terapêuticas para o leite materno humano: uma atualização de tópicos selecionados.Pediatrics.132(3):e796-e809. Google Scholar, Crossref, Medline.

Safeera Y Hussainy e Narmin Dermele. 2011. Conhecimentos, atitudes e práticas dos profissionais de saúde e das mulheres relativamente à utilização de medicamentos durante o aleitamento materno: A review International Breastfeeding Journal 6:11.

Saha MR, Ryan K, Amir LH. 2015. Uso de medicamentos e práticas de amamentação por mulheres no pós-parto: uma revisão sistemática. Jornal Internacional de Aleitamento Materno 10:28.

Stanley, L., Mei, C., Gowri, R., Priscilla, C., Maqula, N., Deirdre, D., . . . Joseph, L. (2007). Breastfeeding and maternal and infant health outcomes in developed countries (Aleitamento materno e resultados de saúde materna e infantil nos países desenvolvidos). Rockville: AHRQ Publication No. 07-E007.

Streiner, D. L., Norman, G. R., & Cairney, J. (2015). Escalas de medição da saúde: um guia prático para o seu desenvolvimento e utilização. Oxford University Press, EUA.

Stuebe, A. M., Rich-Edwards, J. W., Willett, W. C., Manson, J. E., & Michels, K. B. (2005). Duration of lactation and incidence of type 2 diabetes. JAMA: The Journal of The American Medical Association, 294, 2601-2610.

Taylor, S. (2013, 18 de setembro). Plymouth laych-on breastfeeding groups. Recuperado de Plymouth Laych-on Breastfeeding Groups:

http://www.plymouthlatchon. org.uk/id14.html

O Gabinete de Saúde da Mulher. (2012, 5 de abril). Breastfeeding. Recuperado em 19 de agosto de 2013, de Womenshealth.gov: http://www.womenshealth.gov/breastfeeding/

Coleção de indicadores de desenvolvimento do Banco Mundial (2014), compilada a partir de fontes oficialmente reconhecidas. https://tradingeconomics.com.

Departamento de Saúde e Serviços Humanos dos EUA. (2010). The Surgeon General's Call to Action to Support Breastfeeding (Apelo à Ação do Cirurgião Geral para Apoiar o Aleitamento Materno). Recuperado de

http://www.surgeongeneral.gov/library/calls/breastfeeding/calltoactiontosupprt breastfeeding.pdf

Wenzel D, Ocana-Riola R, Maroto-Navarro G, de Souza SB.(2010): Um modelo multinível para o estudo dos determinantes do aleitamento materno no Brasil. Matern Child Nutr.6: 318-327.

Organização Mundial de Saúde OMS. (2013). Breastfeeding. Recuperado de Organização Mundial da Saúde OMS: http://www.who.int/topics/breastfeeding/en/

Anexo (1): Mapa da Palestina histórica

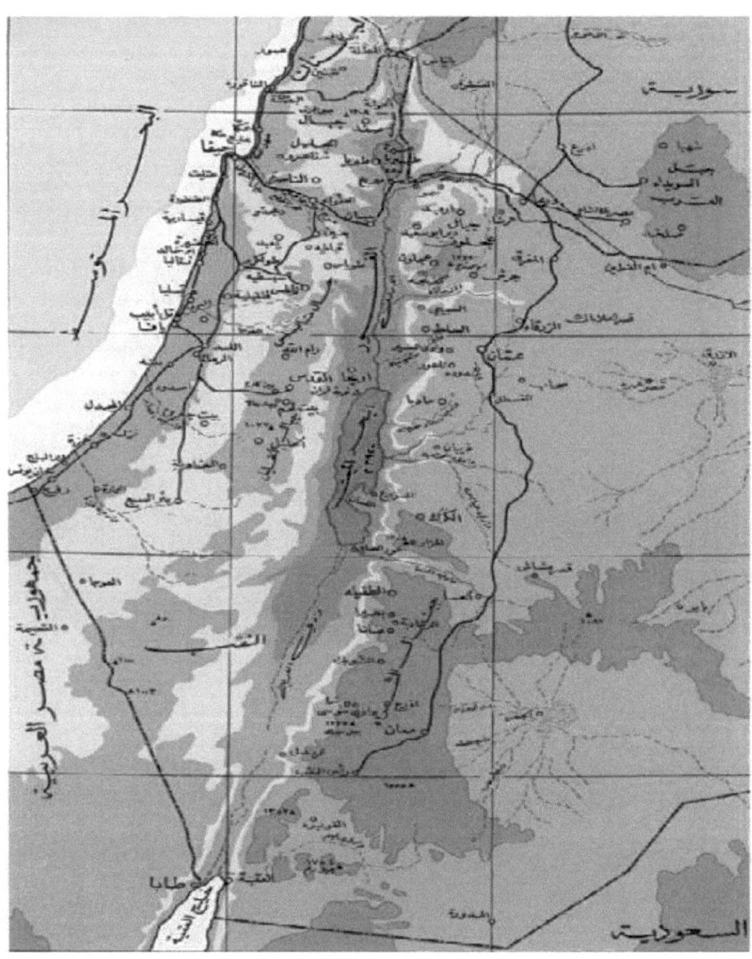

<table>
<tr>
<td>

Universidade Al- Quds
Escola Superior de Estudos e
Investigação Científica

</td>
<td>

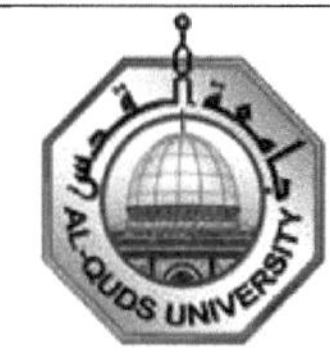

</td>
<td>

جامعة القدس – أبو ديس
كلية الدراسات العليا

</td>
</tr>
</table>

عزيزتي المشاركة

يسعدني مشاركتك الفاعلة في بحث بعنوان

Conhecimentos e atitudes dos enfermeiros em relação aos fármacos que afectam o aleitamento materno nas clínicas governamentais de saúde primária

(معرفة واتجاهات الممرضات حول الادوية التي تؤثر على الرضاعة الطبيعية)

إن هذا البحث يشكل جزء ضروري من دراستي للحصول على درجة الماجستير في المهن الصحية مسار صحة الام والطفل– كلية

المهن الصحية بجامعة القدس- القدس (أبوديس).

وقد تم اختياركم ضمن مجموعة العاملين في عيادات الرعاية الصحية الأولية للإجابة على العبارات الواردة فيها.

إذا كنت توافق على المشاركة في هذه الدراسة، يرجى التكرم بقراءة العبارات التالية بدقة والإجابة عنها بموضوعية لما في ذلك

من أثر كبير على صحة النتائج والنصائح التي سوف يتوصل إليها الباحث. مع التأكيد بأن هذه البيانات سوف تستخدم لأغراض

البحث العلمي فقط، وسيتم التعامل معها بسرية تامة.

ملاحظة / الوقت اللازم لتعبئة الاستبانة كاملة لا يستغرق أكثر من 15 دقيقة.

أشكركم على حسن تعاونكم معي

الباحثة : فاتن زياد ماضي   المشرف

0597404206   د. أحمد نجم

Primeira parte: As seguintes perguntas são de carácter sociodemográfico e relacionadas com o trabalho:

1. Idade: anos
2. Local de residência: □Norte de Gaza DGazaD Midzone □ Khanyounis □ Rafah.
3. Qualificação académica: □Diploma de 2 anos □Diploma de 3 anos □Bacharelato □Mestrado □Doutoramento
4. Anos de experiência:
5. Nome da clínica:
6. Já recebeu alguma palestra ou curso sobre medicamentos que afectam o aleitamento materno?
□ Sim □ Não

Em caso afirmativo, especificar de acordo com o quadro seguinte

Curso	Organização

Segunda parte: As seguintes perguntas sobre (conhecimentos)

Não.	Artigos	Sim	Não
1.	Tomar o medicamento durante a amamentação é seguro.		
2.	Efeito de alguns medicamentos na quantidade de leite para o bebé.		
3.	Quase todos os medicamentos passam para o leite materno, o que pode representar um risco para a amamentação.		
4.	Alguns medicamentos devem ser interrompidos durante a amamentação.		
5.	Os medicamentos antieméticos, como o pramin, aumentam a quantidade de leite para o bebé.		
6.	Os benefícios do aleitamento materno continuam a aumentar se as mães		

Não.	Artigos			
	evitarem o consumo de drogas.			
7.	Prolactina afetada pelo uso de alguns medicamentos durante a amamentação.			
8.	Os medicamentos podem afetar a secreção ou a composição do leite, afectando o desenvolvimento da glândula mamária e a secreção do leite.			
9.	Os anti-histamínicos são considerados seguros.			
10.	Os anticonvulsivantes não são considerados seguros durante a amamentação.			
11.	Os anticoagulantes, como a heparina, são considerados e não passam para o leite materno.			
12.	Efeito dos antibióticos tetraciclinas no crescimento ósseo.			
13.	Evitar tomar aspirina durante a amamentação devido ao risco de síndroma de Reye.			
14.	Tem acesso a recursos sobre a segurança dos medicamentos na amamentação.			
15.	Os analgésicos como o Acamol têm efeitos sobre a amamentação.			
16.	Efeito do Trufen no sabor do leite para o bebé			
17.	Algumas mães têm necessidade de utilizar medicamentos durante a amamentação.			
18.	Transferência de alguns fármacos do plasma materno para o leite			
19.	Dispõem de boas informações sobre os medicamentos que afectam a amamentação.			

Terceira parte: As seguintes perguntas sobre (Atitudes)

Não.	Artigos	Concordar	Não tenho a certeza	discordar
1.	Acha que a pressão da carga de trabalho me proíbe de dar informações sobre medicamentos que afectam a amamentação.			
2.	Considera que o efeito dos medicamentos na amamentação é problemático para o bebé.			
3.	A educação para a saúde é a melhor forma de diminuir os efeitos nocivos dos medicamentos no aleitamento materno.			
4.	O aconselhamento de enfermagem é a melhor forma de diminuir os efeitos nocivos dos medicamentos na amamentação.			
5.	As mulheres devem ser encorajadas a evitar os medicamentos de venda livre durante a amamentação.			
6.	Os medicamentos que afectam a amamentação devem ser incluídos no guia clínico.			
7.	O serviço prestado pela educação para a saúde e pelo aconselhamento de enfermagem é adequado às mulheres sobre os medicamentos que afectam o aleitamento materno.			
8.	Pensa que existe uma relação entre o rendimento da família e o consumo de drogas durante a amamentação.			
9.	Acha que existe uma relação entre o nível de educação da mãe e a droga.			
10.	Pensa que existe uma relação entre o número de nascimentos e as atitudes sobre o efeito dos medicamentos			

	na amamentação.			

Obrigado

Universidade Al- Quds Escola Superior de Estudos e Investigação Científica	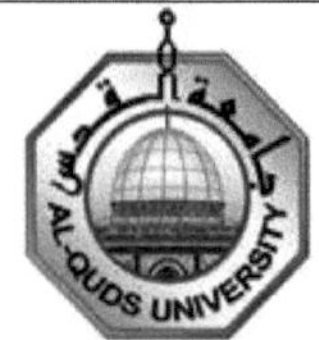	جامعة القدس – أبو ديس كلية الدراسات العليا

عزيزتي المشاركة

يسعدني مشاركتك الفاعلة في بحث بعنوان

Conhecimentos e atitudes dos enfermeiros em relação aos fármacos que afectam o aleitamento materno nas clínicas governamentais de saúde primária

(معرفة واتجاهات الممرضات حول الادوية التي تؤثر على الرضاعة الطبيعية)

إن هذه الاستبانة تشكل جزء ضروري من دراستي للحصول على درجة الماجستير في المهن الصحية مسار صحة الام والطفل– كلية المهن الصحية بجامعة القدس ـ القدس (أبوديس)وقد تم اختياركم ضمن مجموعة العاملين في عيادات الرعاية الصحية الأولية للإجابة على العبارات الواردة فيها.

إذا كنت توافق على المشاركة في هذه الدراسة، يرجى التكرم بقراءة العبارات التالية بدقة والإجابة عنها بموضوعية لما في ذلك من أثر كبير على صحة النتائج والنصائح التي سوف يتوصل إليها الباحث. مع التأكيد بأن هذه البيانات سوف تستخدم لأغراض البحث العلمي فقط، وسيتم التعامل معها بسرية تامة.

ملاحظة / الوقت اللازم لتعبئة الاستبانة كاملة لا يستغرق أكثر من 15 دقيقة.

أشكركم على حسن تعاونكم معي

الباحثة

فاتن زياد ماضي

0597404206

المشرف

د. أحمد نجم

الاســتبـــانة

الجزء الأول : المعلومات الشخصية:

1. العمر:

2. مكان السكن: ☐ شمال غزة ☐ غزة ☐ الوسطى ☐ خانيونس ☐ رفح .

3. المؤهل العلمي: ☐ دبلوم سنتين ☐ دبلوم 3 سنوات ☐ بكالوريوس ☐ ماجستير ☐ دكتوراة .

4. سنوات الخبرة : ....

5. اسم العيادة : ....

6. هل سبق لك أن تلقيت أي محاضرة أو دورة عن الأدوية التي تؤثر على الرضاعة الطبيعية؟

    ☐ نعم   ☐ لا

إذا كانت الإجابة بنعم ، يرجى تحديدها وفقًا للجدول أدناه:

الدورة	المؤسسة

لا	نعم	العنصر	الرقم
		العديد من الأدوية أمنة أثناء الرضاعة الطبيعية	1
		تؤثر بعض الأدوية على كمية الحليب للرضيع.	2
		جميع الأدوية تنتقل إلى حليب الثدي وهذا قد يحمل خطرا على الرضيع.	3
		يجب إيقاف بعض الأدوية أثناء الرضاعة الطبيعية.	4
		تزيد الأدوية المضادة للتقيؤ مثل البراميد من كمية الحليب للرضيع.	5
		تزيد فوائد الرضاعة الطبيعية إذا تجنبت الأم استخدام الادوية.	6
		هرمون الحليب يتأثر ببعض الأدوية المستخدمة أثناء الرضاعة.	7
		يمكن أن تؤثر الأدوية على إفراز الحليب أو تركيبه من خلال التأثير على نمو الغدة الثديية وإفراز الحليب.	8
		تختبر الأدوية المضادة للحساسية مثل: أمنة أثناء الرضاعة.	9
		تختبر ادوية التشنج غير أمنة أثناء الرضاعة الطبيعية.	10
		الأدوية مانعة التجلط مثل: الهيبارين أمنة ولا تؤثر على حليب الثدي.	11
		يؤثر المضاد الحيوي التتراسيكلين على نمو العظام عند الرضيع.	12
		يجب تجنب تناول الأسبرين أثناء الرضاعة لأنه يسبب Rye's syndrome للرضيع.	13
		من الصعب الوصول إلى المراجع حول الادوية المؤثرة على الرضاعة الطبيعية.	14
		تختبر المسكنات مثل الاكمول أمنة أثناء الرضاعة .	15
		يؤثر التتروفين على طعم الحليب للرضيع .	16
		تحتاج بعض الأمهات إلى استخدام الأدوية أثناء الرضاعة الطبيعية.	17
		يتم نقل بعض الأدوية من بلازما الأم إلى الحليب .	18
		لدي معلومات جيدة عن الأدوية التي تؤثر على الرضاعة الطبيعية.	19

غير موافق	لست متأكد	أوافق	العصر	الرقم
			اعتقد أن ضغط العمل يؤثر من إعطاء معلومات(للأم) عن الأدوية التي تؤثر على الرضاعة الطبيعية.	1.
			أعتقد أن تأثير الأدوية على الرضاعة الطبيعية يمثل مشكلة بالنسبة لحليب الأم.	2.
			التثقيف الصحي هو أفضل وسيلة لتقليل استخدام الأدوية التي تؤثر على حليب الأم	3.
			الاستشارة التمريضية هي أفضل وسيلة لتقليل استخدام الأدوية أثناء الرضاعة الطبيعية.	4.
			يجب تشجيع النساء على تجنب استخدام الأدوية التي تؤثر على الرضاعة الطبيعية	5.
			ارغب في تضمين الأدوية التي تؤثر على الرضاعة الطبيعية في دليل العيادات.	6.
			الخدمة المقدمة من التثقيف الصحي والاستشارة التمريضية كافية للنساء حول الأدوية التي تؤثر على الرضاعة الطبيعية.	7.
			تعتقدي أن هناك علاقة بين دخل الأسرة وكثرة استخدام الدواء أثناء الرضاعة الطبيعية.	8.
			تعتقدي هناك علاقة للمستوي التعليمي للأم حول الأدوية المؤثرة على الرضاعة الطبيعية.	9.
			تعتقدي أن هناك علاقة بين عدد الولادات للأم واتجاهاتها حول الأدوية المؤثرة على الرضاعة الطبيعية.	10.
			ارغب في إجراء دورات تدريبية أثناء العمل حول الأدوية التي تؤثر على الرضاعة الطبيعية.	11.

شكرا لحسن تعاونكم

Anexo(4): Aprovação da Universidade Al-Quds

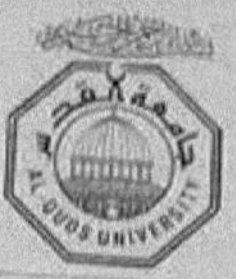

Al Quds University

Faculty of Health Professions

Nursing Dept. –Gaza

جامعة القدس

كلية المهن الصحية

دائرة التمريض – غزة

التاريخ: 2018/2/25

حضرة الدكتور/ رامي العبادلة   المحترم

مدير عام تنمية القوى البشرية –وزارة الصحة

تحية طيبة وبعد،،،

الموضوع: مساعدة الطالبة فاتن زياد ماضي

نشكر لكم دعمكم الدائم لمسيرة العلم والتعليم نود اعلامكم بان الطالب المذكور اعلاه يقوم بعمل بحث كمتطلب
للحصول على درجة الماجستير في التمريض –تخصص تمريض صحة الأم والطفل بعنوان:

**"Knowledge and Attitudes of Nurses toward Drug Affecting
Breastfeeding in Governmental Primary Health Clinics"**

ونرجو من حضرتكم من سيادتكم التكرم بالموافقة على تسهيل مهمة الطالبة في انجاز هذا البحث حيث ان عيّنة الدراسة هي
من فئة مزودي الخدمات الصحية العاملين في عيادات الرعاية الصحية الأولية بوزارة الصحة

وتفضلوا بقبول وافر الاحترام والتقدير

د. حمزة محمد عبد الجواد

استاذ مساعد في علوم التمريض

منسق برامج ماجستير التمريض بغزة

كلية المهن الصحية - جامعة القدس

hamjawad1@gmail.com

فاكس: +972 8 2644220

خلوي: +972 599 852755

Nursing Department

Tel: 08 2644210+08 2644220

Tel. Fax: 08 2644220

تلفون: 08 2644210+08 2644220

تلفاكس: 082644220

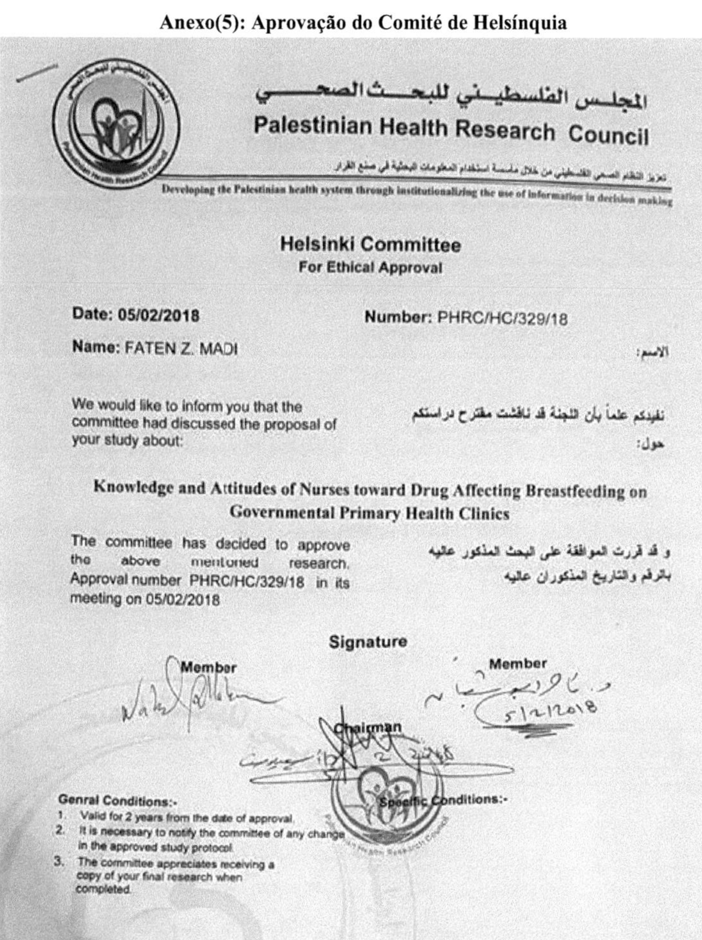

المجلس الفلسطيني للبحث الصحي
Palestinian Health Research Council

تعزيز النظام الصحي الفلسطيني من خلال مأسسة استخدام المعلومات البحثية في صنع القرار

Developing the Palestinian health system through institutionalizing the use of information in decision making

Helsinki Committee
For Ethical Approval

Date: 05/02/2018   Number: PHRC/HC/329/18

Name: FATEN Z. MADI   الاسم:

We would like to inform you that the   نفيدكم علماً بان اللجنة قد ناقشت مقترح دراستكم
committee had discussed the proposal of
your study about: حول:

Knowledge and Attitudes of Nurses toward Drug Affecting Breastfeeding on Governmental Primary Health Clinics

The committee has decided to approve   و قد قررت الموافقة على البحث المذكور عاليه
the above mentioned research.   بالرقم والتاريخ المذكوران عاليه
Approval number PHRC/HC/329/18 in its
meeting on 05/02/2018

Signature

Member   Member

Chairman

Genral Conditions:-
1. Valid for 2 years from the date of approval.
2. It is necessary to notify the committee of any change in the approved study protocol.
3. The committee appreciates receiving a copy of your final research when completed.

Specific Conditions:-

E-Mail:pal.phrc@gmail.com

Gaza - Palestine   فلسطين - غزة
شارع النصر - مفترق العيون

State of Palestine
Ministry of health

دوله فلسطين
وزارة الصحة

التاريخ: 28/02/2018
رقم المراسلة: 197915

السيد د/ رامي عبد سليمان العباده   المحترم

مدير عام بالوزارة/الإدارة العامة لتنمية القوى البشرية - /وزارة الصحة

السلام عليكم ،،،

الموضوع/ تسهيل مهمة الباحث/ فائز ماضي

التفاصيل //
بخصوص الموضوع أعلاه، يرجى تسهيل مهمة الباحث/ فائز زياد ماضي
الملتحق ببرنامج ماجستير الصحة العامة – مسار صحة الأم والطفل – جامعة القدس أبوديس، في إجراء بحث بعنوان –:
"معرفة واتجاهات الممرضات حول الأدوية التي تؤثر على الرضاعة الطبيعية"
حيث الباحثة بحاجة لتعبئة أستبانة من عدد من الممرضات العاملات في مراكز الرعاية الأولية في محافظات قطاع غزة، بما لا
يتعارض مع مصلحة العمل وضمن أخلاقيات البحث العلمي، ودون تحمّل الوزارة أي أعباء أو مسئولية.
وتفضلوا بقبول التنمية والتقدير.
ملاحظة / تسهيل المهمة الخاص بالدراسة أعلاه صالح لمدة 3 أشهر من تاريخه.

محمد ابراهيم محمد السرساوي
مدير دائرة/الإدارة العامة لتنمية القوى البشرية -

التحويلات

■ محمد ابراهيم محمد السرساوي(مدير دائرة)

■ رامي عبد سليمان العباده(مدير عام بالوزارة)

■ ماهر محمود عبدالهادي شاميه(مدير عام بالوزارة)

■ ماهر محمود عبدالهادي شاميه(مدير عام بالوزارة)

إجراءاتكم
بالخصوص(28/02/2018)   ➤ رامي عبد سليمان العباده(مدير عام بالوزارة)
إجراءاتكم
بالخصوص(28/02/2018)   ➤ ماهر محمود عبدالهادي شاميه(مدير عام بالوزارة)
لعمل اللازم(01/03/2018)   ➤ هبة احمد شمس العمامي(مدير دائرة)
لعمل اللازم(01/03/2018)   ➤ جهاد محمد محمد مطر(مدير دائرة)

Gaza   Tel. (+970) 8-2846949   غزة   تلفون: 8-2846949 (970+)
            Fax. (+970) 8-2826295   فاكس: 8-2826295 (970+)

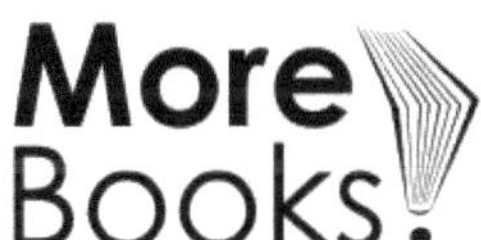

I want morebooks!

Buy your books fast and straightforward online - at one of world's fastest growing online book stores! Environmentally sound due to Print-on-Demand technologies.

Buy your books online at
www.morebooks.shop

Compre os seus livros mais rápido e diretamente na internet, em uma das livrarias on-line com o maior crescimento no mundo! Produção que protege o meio ambiente através das tecnologias de impressão sob demanda.

Compre os seus livros on-line em
www.morebooks.shop

info@omniscriptum.com
www.omniscriptum.com

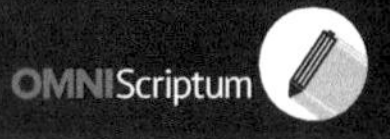

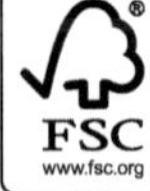
MIX
Papier aus verantwortungsvollen Quellen
Paper from responsible sources
FSC® C105338

Printed by Books on Demand GmbH, Norderstedt / Germany